W0098627

Die Malteser in Deutschland
(Hg.)

Mit Demenz leben
Den Alltag gestalten

Die Malteser in Deutschland (Hg.)

Mit Demenz leben

Den Alltag gestalten

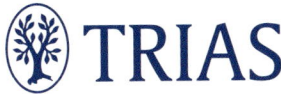

Inhalt

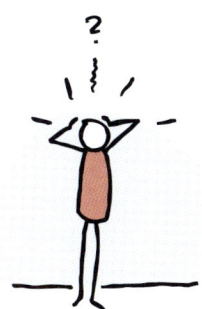

Über dieses Buch

„Es passiert zufällig auf einem Krankenhaus-Flur. Eine alte Dame fragt nach dem Weg nach Rom. Der Besucher erkundigt sich, was sie denn dort hinziehe. Die Dame erklärt ihm, dass ihr Vater dort auf sie warte. Der Besucher macht ihr das Angebot, als Vorbereitung auf Italien in der Cafeteria schon mal einen Espresso zu trinken. Sie nimmt es gerne an, um anschließend am Arm einer Stationsschwester wieder zu entschwinden."

Die Demenzerkrankung schreibt viele solcher Geschichten. Viele, teilweise schwere Schicksale sind mit ihr verbunden. Wenn es um die Bewältigung der Herausforderungen im Alltag geht, ist guter Rat oft teuer. Häufig fehlt es an Wissen, wie den kleineren und größeren Handicaps begegnet werden kann.

Experten meinen, dass die Angst vor einer Demenzerkrankung heute größer ist als die vor Krebs. Manche sprechen sogar von der Demenz als „Volkskrankheit" mit Seuchencharakter. Angst und Unwissenheit sind jedoch schlechte Ratgeber für einen positiven Umgang mit der Erkrankung und den Menschen, die daran leiden. Die Wahrheit ist, dass hinter jeder Diagnose ein Mensch mit seinem gelebten Leben steht, der auch zukünftig noch am Leben teilhaben und es genießen möchte.

Dieses Buch möchte die an Demenz erkrankten Menschen und ihre Angehörigen und Pflegenden auf ihrem Weg durch die Demenz begleiten und sie in ihrem Alltag unterstützen. Deshalb zeigt es nicht nur die verschiedenen Aspekte des Krankheitsbildes auf, sondern auch wie kleine Veränderungen im Alltag Erleichterung bringen und Genussmomente ermöglichen können.

Vor einigen Jahren haben sich die Malteser entschieden, in der Begleitung und Versorgung von demenziell erkrankten Menschen und deren Angehörigen neue Wege zu beschreiten. Sie haben sich den Palliativen Ansatz der von der schwedischen Königin Silvia gegründeten Stiftung Silviahemmet zu eigen gemacht. Die vier Prinzipien der Silviahemmet Philosophie sind: Lernen von den Betroffenen, eine offene Kommunikation, die Sorge um die Angehörigen und das Einbinden aller Beteiligten im Sinne der Teamarbeit. Diese Prinzipien dienen den Maltesern heute als Grundlage ihrer Arbeit und spiegeln sich auch in diesem Buch wider.

Dabei bildet die Überzeugung, dass die Würde des Menschen unantastbar ist, die Basis der Arbeit. Diese Würde ist nicht abhängig von seiner kognitiven Leistungsfähigkeit und seinem gesellschaftlichen Nutzen.

Dieses Buch soll dazu beitragen, Unsicherheiten und Ängste abzubauen und einen offenen Zugang zu Menschen mit kognitiven Einschränkungen ermöglichen.

Der Dank des Autorenteams gilt allen, die die Entstehung dieses Buchs unterstützt haben, besonders den Menschen, die Autorenteam und Leser und Leserinnen an ihrem Erleben teilnehmen lassen.

Das Buchteam

Dr. Jochen Gerd Hoffmann

ist Internist, Geriater und Palliativmediziner. Mit dem Thema Demenz beschäftigt sich der Chefarzt der Abteilung Akutgeriatrie und der Tagesklinik am St. Hildegardis Krankenhaus Köln seit vielen Jahren intensiv. Der Stellvertretende Ärztlicher Direktor ist seit 2009 „Silviahemmet Trainer". Im selben Jahr wurde in seinem Verantwortungsbereich eine eigene Station für Menschen mit Demenz durch Königin Silvia von Schweden eröffnet. Jochen Hoffmann ist verheiratet, hat einen Sohn, spielt gerne Tennis und ist großer Fan des 1. FC Köln.

Dr. Ursula Sottong

ist Ärztin, Gesundheitswissenschaftlerin und Silviahemmet Trainerin. Bei den Maltesern leitet sie neben der Abteilung für Gesundheitsförderung & Prävention die dortige Fachstelle Demenz. Menschen mit Demenz und deren Angehörige zu begleiten, hat sie zu ihrem zentralen Anliegen gemacht. Sie entwickelte eine an „Silviahemmet" orientierte Form der Begleitung und Versorgung. Ihre Leidenschaft gilt den Menschen, die sie in ihrer Tätigkeit und den Demenz-Sprechstunden trifft. Ursula Sottong ist verheiratet und hat drei Töchter. Ihre Hobbys sind Lesen, Gesang, Malen und – wenn die Zeit es zulässt – der Wassersport.

Alexander von Lengerke

ist selbständiger Designer. Seine Schwerpunkte liegen in der Buchgestaltung und in Strichmännchen-Illustrationen. Zuvor studierte er am London College of Communication Grafik- und Mediendesign. Er ist verheiratet und lebt und arbeitet in Köln.

Hubert Schulze Hobeling

arbeitet als Fernseh-Journalist. Seine Themen reichen vom Pferdesport und Pferdeleuten bis zu Stahlbauern und Menschen auf der Zielgerade ihres Lebens. Leidenschaftlich leben ist das Thema, dass ihn derzeit antreibt. Dabei setzt er ganz pragmatisch an, als Trainer eine Jugend-Fußball-Mannschaft. Er ist verheiratet und lebt in Warendorf (Westfalen).

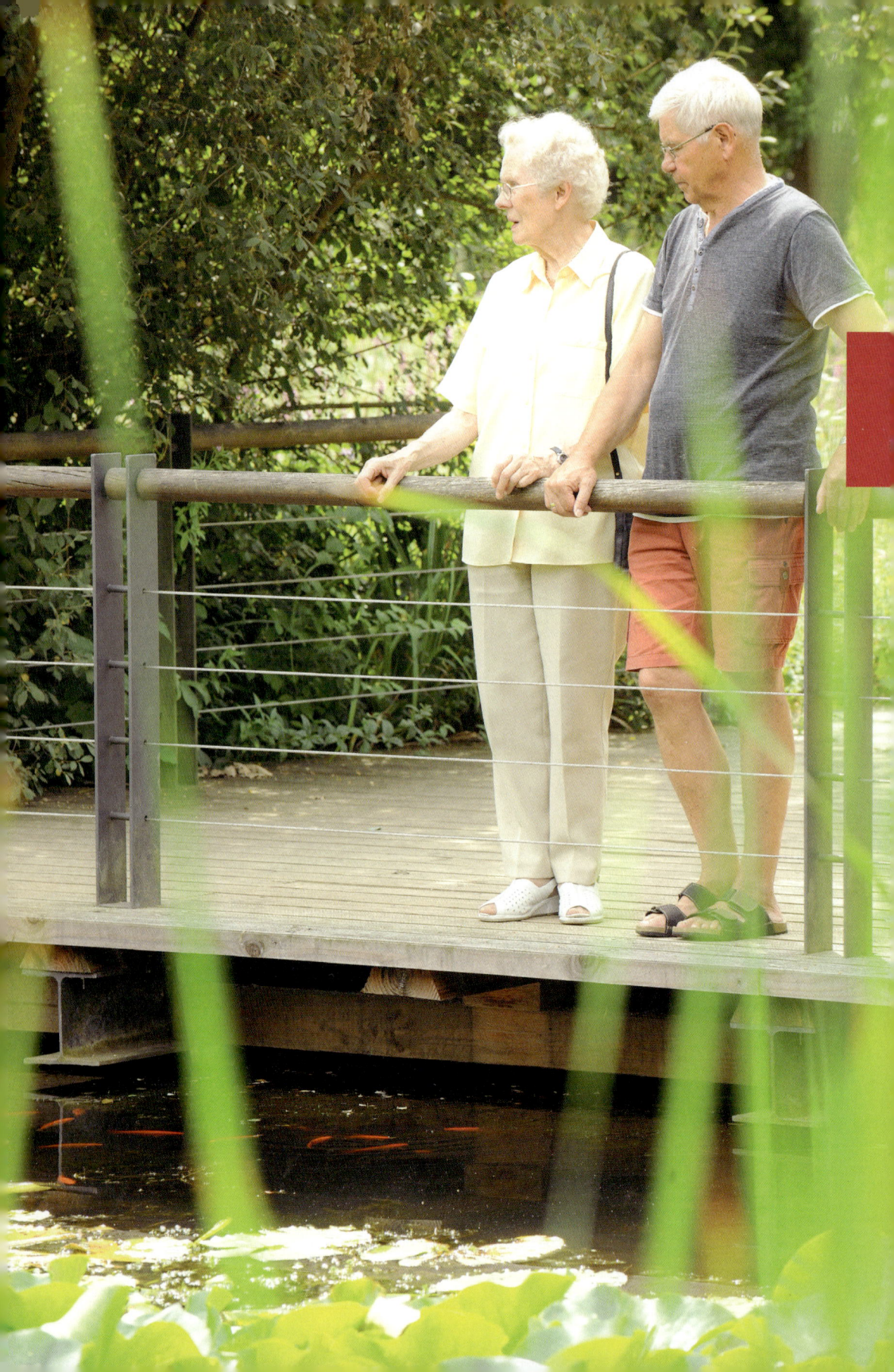

Einstieg

- Ein Zugewinn an Jahren
- Unabhängig sein
- Einen Apfelbaum pflanzen
- Die Seele lebt
- Teilhaben am Leben

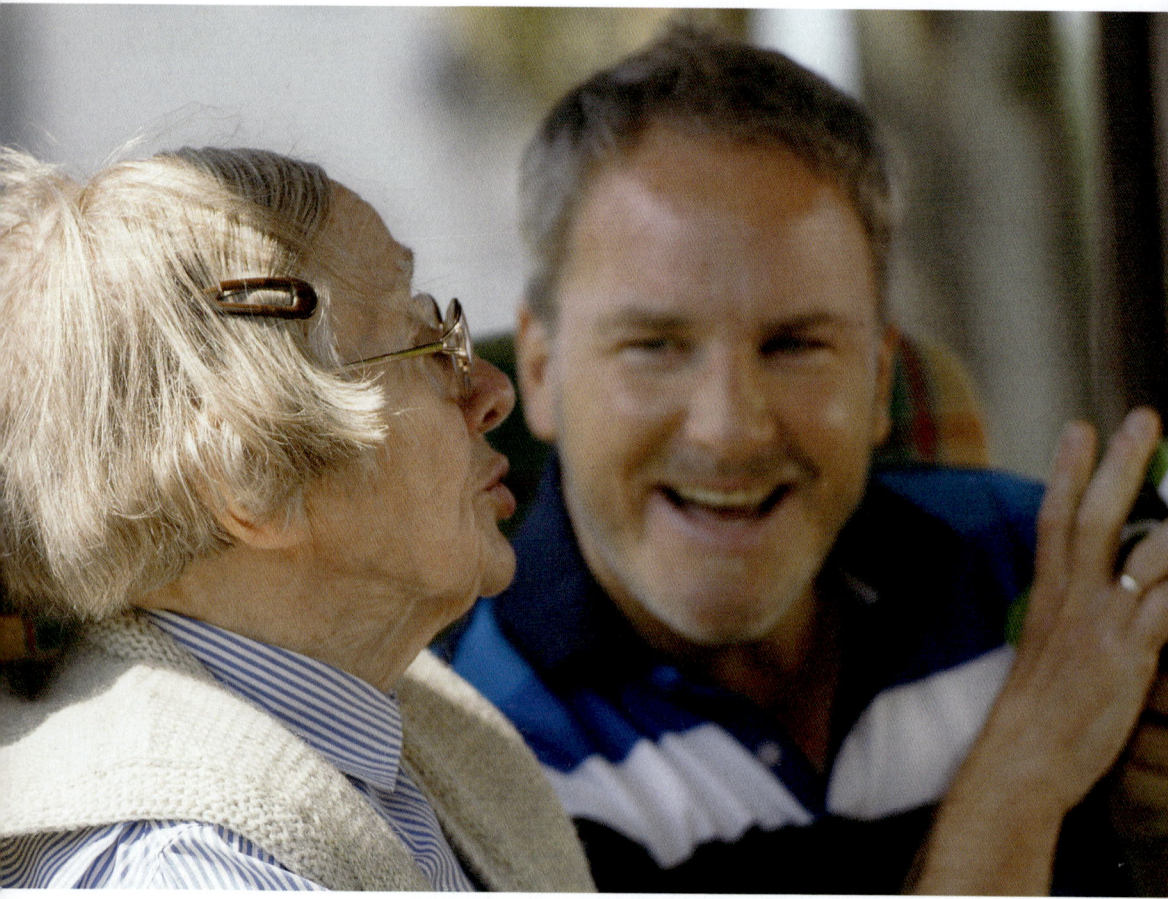

Die meisten Menschen werden heute viel
älter als es sich ihre Vorfahren jemals zu
erträumen wagten. Auch das Lebensgefühl
ist ein anderes geworden. Ein langes Leben
verbunden mit guter Gesundheit und voller
Energie ist fast selbstverständlich geworden.

*Es kommt nicht darauf an, die Zukunft vorher zu sagen,
sondern auf die Zukunft vorbereitet zu sein.*
Perikles, Griechischer Staatsmann 5 Jh. v. Chr.

Ein Zugewinn an Jahren

Wenn chronische Erkrankungen lang gehegte Pläne zunichtemachen und Lebenssituationen sich radikal verändern, fällt es schwer, damit umzugehen. Umso mehr, wenn die Diagnose Demenz heißt und der Mensch mit seinen Fähigkeiten und Eigenarten plötzlich ein vollkommen Anderer ist. Dann ist der Blick auf die vielen wertvollen, schönen und auch humorvollen Momente nicht selten verstellt und die Enttäuschung groß.

Die Diagnose einer Demenzerkrankung ist ein bedeutendes Ereignis im Leben eines Menschen. Es ist aber nicht das Ende. Wenn es gelingt, den verbleibenden Jahren Lebensqualität und Perspektive für Erkrankte wie Angehörige abzugewinnen, ist der entscheidende Schritt in die richtige Richtung getan.

Jakob R. (73) hat seine Enkel zu Besuch. In den Jahren seiner Berufstätigkeit als Leiter eines Autohauses war er stets korrekt gekleidet. Nun spielt er – trotz aller Proteste seiner Frau – in einer ausgewaschenen löchrigen Jeans begeistert und äußerst erfolgreich mit seinen Enkeln im Garten Schwedenschach. Die Spieler versuchen dabei, die Holzklötze der Gegenpartei mit Wurfhölzern umzuwerfen. Das Phänomenale ist, dass er nach jedem Spiel die Seite wechselt und für die gegnerische Mannschaft kämpft. Weder seine Frau noch seine Tochter können ihn von dieser Regelabwandlung abhalten. Sie erleben ihn in seiner Demenz als schwierig. Doch die Enkel finden ihn cool und genießen den Nachmittag mit ihm.

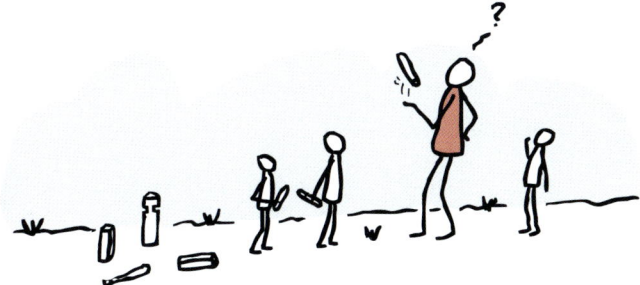

Demenz ist keine Erkrankung des Alters, auch wenn sie in dieser Lebensphase gehäuft vorkommt. Es ist eine Ansammlung von Symptomen, die auf unterschiedliche Ursachen zurück zu führen ist. Bei jedem wirkt sie sich anders aus. Während die einen sich zurückziehen, reagieren andere mit verstärkten Aktivitäten.

Menschen in ihrer Umgebung fällt es schwer, sich mit einem immer wieder neuen Bild von diesem bisher so vertrauten Menschen abzufinden. Die Veränderungen zu erleben, tut weh. Die Mutter, die stets Ratgeberin war, der Partner, der sich um die Finanzen gekümmert hat, der Großvater, der alles stets reparieren konnte, sind plötzlich auf Unterstützung angewiesen. Ihre Aufgaben müssen neu verteilt werden.

Eine Demenzerkrankung schreitet unablässig fort. Dadurch stellt sie Erkrankte wie Begleiter immer wieder vor neue Herausforderungen. Es geht nicht darum, Antworten und Lösungen für alle Zeiten zu finden. Es kommt vor allem darauf an, den Moment zu gestalten.

Viele Angehörige lassen sich von der Sorge leiten, es könnte etwas schief gehen. Sie möchten ihre erkrankten Angehörigen am liebsten in Watte packen oder von der Welt abschirmen. Wichtig ist, mögliche Risiken gegen positive Effekte abzuwägen. Ein Wohnungswechsel in eine vermeintlich sichere Umgebung kann eine Störung darstellen oder auch nicht. Hier gilt wie immer im Leben: „Wer nicht wagt, der nicht gewinnt."

Walter Z. (69) hat stets jeden Morgen ein Leberwurstbrot zum Frühstück gegessen. Nun wendet er sich angeekelt ab. Während eines Ferienaufenthalts verlangt er auf einmal wieder nach einem Leberwurstbrot. Seine Frau ist sprachlos. Wieder daheim will sie diese Gewohnheit fortsetzen und ist entsetzt, als er das Leberwurstbrot ausspuckt. Sie ist verletzt. Schließlich wollte sie ihm nur etwas Gutes tun. Walter scheint ihr Problem nicht zu verstehen. Er ist zufrieden mit seinem Marmeladenbrot.

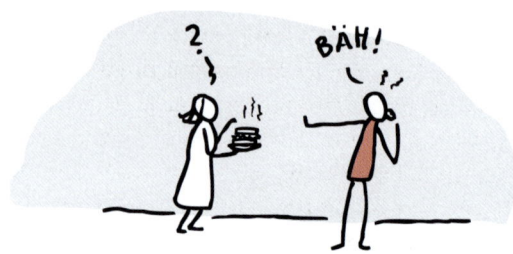

Die Würde des Menschen ist unantastbar –
auch die des Menschen mit Demenz.

Unabhängig sein

Maria J. (83) lebt seit einem Jahr in einer Pflegeeinrichtung. Ihre Töchter haben ihr das Zimmer mit Erinnerungsstücken aus ihrem Leben eingerichtet. An der Wand hängen Bilder von ihren Brüdern, ihren Eltern, ihrem verstorbenen Mann und ihren Töchtern. Nach einiger Zeit hängt Maria alle Bilder bis auf das eines ihrer Brüder ab. Beim nächsten Besuch hängen die Töchter die übrigen Bilder wieder auf. Als Maria wieder alle Bilder bis auf das eine abhängt, sind die Töchter irritiert. Die Wand hat vorher nicht so kahl ausgesehen. Doch Maria scheint sich wohl zu fühlen.

Wie Menschen mit einer Demenzerkrankung einbezogen werden, hängt entscheidend von den sie begleitenden Menschen, also den Angehörigen, den Nahestehenden und den Pflegekräften ab. Stolperfallen warten an vielen Stellen. Sei es, dass manche Angehörige auf bisherige Erfahrungen fixiert sind – „meine Mutter hat nie Frikadellen gegessen". Sei es, weil sie meinen, dass eine Unterscheidung nicht mehr möglich ist – „meine Frau merkt doch gar nicht, ob sie einen blauen oder grünen Pullover anhat."

Unabhängig und selbstbestimmt leben und eigene Entscheidungen treffen zu können, das wollen alle Menschen. Umso belastender ist es, wenn durch Veränderungen wie das bei einer Demenzerkrankung der Fall ist, scheinbar Abhängigkeit und Fremdbestimmung Einzug halten.

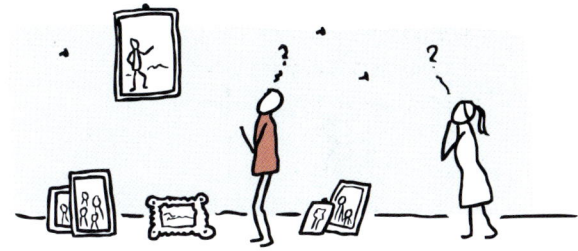

Mit der Diagnose Demenz ist das aber nicht zwangsläufig der Fall. Menschen in der milden bis mittelschweren Phase der Erkrankung können ihre Wünsche meist noch gut und deutlich äußern und sich auch abgrenzen. In der schweren Phase ist das zwar sehr stark eingeschränkt, aber möglich.

Monika K. (67) ist Zeit ihres Lebens viel im Gebirge gewandert. Mittlerweile lebt sie in einer Wohngruppe für Demenzkranke. Monika nutzt jede Gelegenheit, die Wohngruppe unbemerkt zu verlassen. Sie läuft dann viele Kilometer ohne Orientierung in eine Richtung. Meistens wird sie von einer Polizeistreife zurück gebracht. Als sie eines Tages erschöpft nach langem Suchen 20 km entfernt aufgefunden wird, beschließt ihre Tochter mit ihr in eine Einrichtung umzuziehen, die über einen großen, durch Zäune gesicherten Park verfügt, wo Monika sich den ganzen Tag im Freien bewegen kann.

Die Kunst ist, aufmerksam zu bleiben und sich von den eigenen Vorstellungen zu lösen. Die Kunst ist, Einfühlungsvermögen und Fingerspitzengefühl für das zu entwickeln, was die andere Person gerne hätte oder täte.

Natürlich können Situationen entstehen, in denen eine demenziell veränderte Person nicht in der Lage ist, die Tragweite ihrer Entscheidung zu übersehen und sie sich möglicherweise selbst gefährdet. Es kommt darauf an, gemeinsam nach einer Lösung zu suchen, die auf ihre Bedürfnisse eingeht und sie gleichzeitig vor Schaden bewahrt.

Leben mit der Diagnose Demenz ist ein Schicksal, dass von vielen Menschen als bedrückend erlebt wird. Die Diagnose kann einen Teil ihrer Schreckensdimension verlieren, wenn

- es gelingt, dass der Erkrankte das eigene Leben wenn auch eingeschränkt bis zuletzt mitgestaltet;
- der Erkrankte seinem Leben Sinn geben kann;
- die Lebensqualität für Erkrankte wie Angehörige erhalten bleibt.

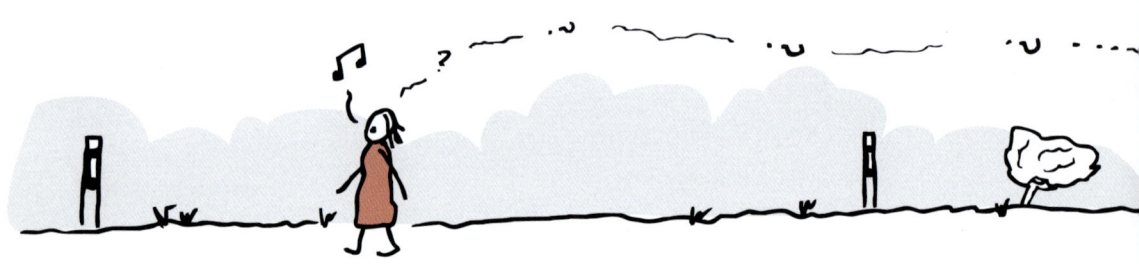

Wenn ich wüsste, dass morgen die Welt zu Ende wäre, würde ich heute noch ein Apfelbäumchen pflanzen.

Martin Luther, Reformator, 1483–1546

Einen Apfelbaum pflanzen

Sobald die Zukunft düster erscheint, tendieren manche Menschen dazu, sich die verschiedenen Szenarien in tiefster Schwärze auszumalen. Mit dieser Haltung ersticken sie ihre Lebensfreude im Hier und Jetzt.

Gedanken wie „wenn ich dann meinen Mann nicht mehr erkenne", „wenn ich mein Haus verlassen muss", „wenn mir mein eigenes Spiegelbild fremd wird", können übermächtig werden. Die Gegenwart wird wie unter dunklen Wolken in Angst und Depression erlebt. Das Gespenst der Demenz wird immer mächtiger.

Was kann man in solchen Momenten tun? Jeden Tag neu gestalten und genießen. Nicht vorzeitig Dinge beschneiden. Die verbleibende Zeit nutzen. Die notwendige Vorsorge treffen.

Wie die Erkrankung verlaufen wird und wie viel Zeit bleibt, kann niemand zuverlässig beantworten. Warum nicht die Dinge tun, die bisher zurück gestellt wurden? Noch einmal an den Ort der Kindheit zurückkehren. Bewusst mit der Familie Zeit verbringen. Aufschreiben, was im eigenen Leben wichtig war.

Und, falls das möglich ist, einen Apfelbaum pflanzen als Symbol des Lebens und der Hoffnung.

Carpe diem – Nutze den Tag!
Das menschliche Leben besteht aus vielen schönen Ereignissen. Es beinhaltet Brüche und Verluste. Von daher ist ein Mensch mit einer Demenz nicht anders als jeder andere Mensch. Wenn es gelingt, die Hoffnung zu wahren und Geborgenheit und Beziehung zu ermöglichen, sind noch viele gute Tage möglich.

„Hans, was steht da? Kannst Du das lesen?" „Ja, Hans Müller."
„Hans, wer ist denn dieser Hans Müller?" „Ja, wer ist das eigentlich?"

Die Seele lebt

Menschen mit einer Demenzerkrankung wird immer wieder nachgesagt, dass sie am Ende ihrer Erkrankung nur noch existieren und auch sich selbst nicht mehr wahrnehmen. Ihre Gefühle und Empfindungen, ihr Erleben, ihre Gedanken und Vorstellungen seien nicht mehr vorhanden. Als Beweis für diese Annahme wird angeführt, dass sie ihren Namen nicht mehr kennen, mit ihrer Umwelt immer weniger in Kontakt treten und kaum noch Gefühlsregungen zeigen.

Auch wenn in der fortgeschrittenen Phase einer Demenz die Möglichkeiten zum Gespräch sehr eingeschränkt sind, kann der Erkrankte die Bedeutung der gesprochenen Worte über Tonfall, begleitende Körpersprache, Mimik und Gestik erfassen. Er spürt deutlich, wer ihm wie begegnet. Er nimmt wahr, ob es eine wohlwollende und respektvolle oder ablehnende Begegnung ist. Er antwortet darauf – in seiner Sprache.

Hast und Eile erschweren eine innere Begegnung. Ruhe erleichtert sie. Wer Zeit mitbringt und hin und wieder geduldig ausharrt, kann eine besondere Art von innerer Begegnung erleben. Er kann erleben, dass irgendwo hinter der offensichtlichen Not noch etwas ist. Manche sagen Seele dazu. Andere nennen es Quelle des Lebens. In jedem Fall ist da eine Tiefe, in der Begegnung möglich ist.

Christel M. (49) pflegt ihre an einer fortgeschrittenen Alzheimer Demenz erkrankte Mutter. Wenn sie von der Arbeit nach Hause kommt, setzt sie sich regelmäßig mit ihren Stricksachen zu ihr ans Bett und erzählt von ihrem Tag. Manchmal fragt sie auch ihre Mutter: „Was denkst Du gerade? Was empfindest Du? Was würdest du gerne tun?" Manchmal dauert es lange bis ihre Mutter mit einem Lächeln reagiert. Es vergeht jedoch kein Abend, an dem Christel nicht ein Zeichen ihrer Nähe und Zuneigung erhält.

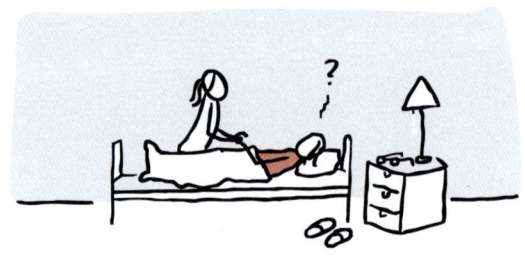

Teilhaben am Leben

Paulina R. (81) hat eine große Familie. Stets hatte sie mit Leidenschaft für sie gesorgt. Seit drei Jahren lebt sie in einem Wohnbereich für Menschen mit Demenz und macht sich nützlich. An diesem Nachmittag hat sie einen großen Fleck auf der Scheibe des Stationszimmers entdeckt und eilt herbei, um die Scheibe zu reinigen. Unterwegs hat sie eine Bananenschale gefunden, die sie spontan als Putzlappen einsetzt. Je mehr sie reibt, umso größer wird der Fleck. Als die Wohnbereichsleiterin das sieht, lobt sie Paulina für ihre Anstrengungen. Sie schlägt ihr vor, ihr Putztuch gegen ein anderes einzutauschen. Es dauert nicht lange und die Scheibe erstrahlt in neuem Glanz.

Demenzerkrankungen sind sehr facettenreich und bunt. Jeder Erkrankte zeigt ein eigenes Bild abhängig davon, was ihn als Person ausmacht: seine Persönlichkeit, Lebensgeschichte, Ausbildung, Partnerschaft, familiäre Situation oder seine Hobbys.

Menschen mit einer Demenz wollen trotz aller Einschränkungen „dazu gehören". Sie möchten etwas Sinnvolles tun. Es kommt darauf an, ihre noch vorhandenen Stärken zu erkennen. Es kommt darauf an, sie darin zu unterstützen, diese zu nutzen.

Das ermöglicht Teilhabe:
- Stärken des Selbstwertgefühls
- Vermeiden von Stress
- Zulassen von Gefühlen wie Angst, Trauer, Liebe
- Auflösen/Vermindern von Spannungen
- Annahme des Lebens, so wie es gelebt wurde
- Lösen von unausgesprochenen Konflikten aus der Vergangenheit
- eine angemessene Kommunikation
- Unterstützen des körperlichen Wohlbefindens

Damit das gelingen kann, sollte sich die Umwelt für das öffnen, was der kognitiv eingeschränkte Mensch an Erfahrungen, Kenntnissen und Fertigkeiten, Liebe und Weisheit zu bieten hat. Die Umwelt lernt dadurch von ihm und kann daran wachsen, die Gefühle des Erkrankten – ob unglückliche, böse oder traurige – zuzulassen und zu akzeptieren.

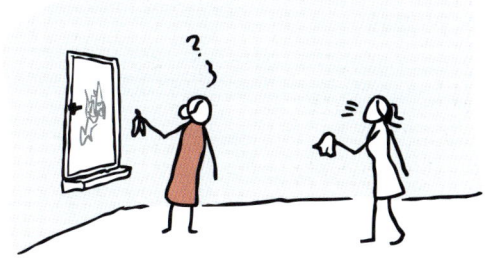

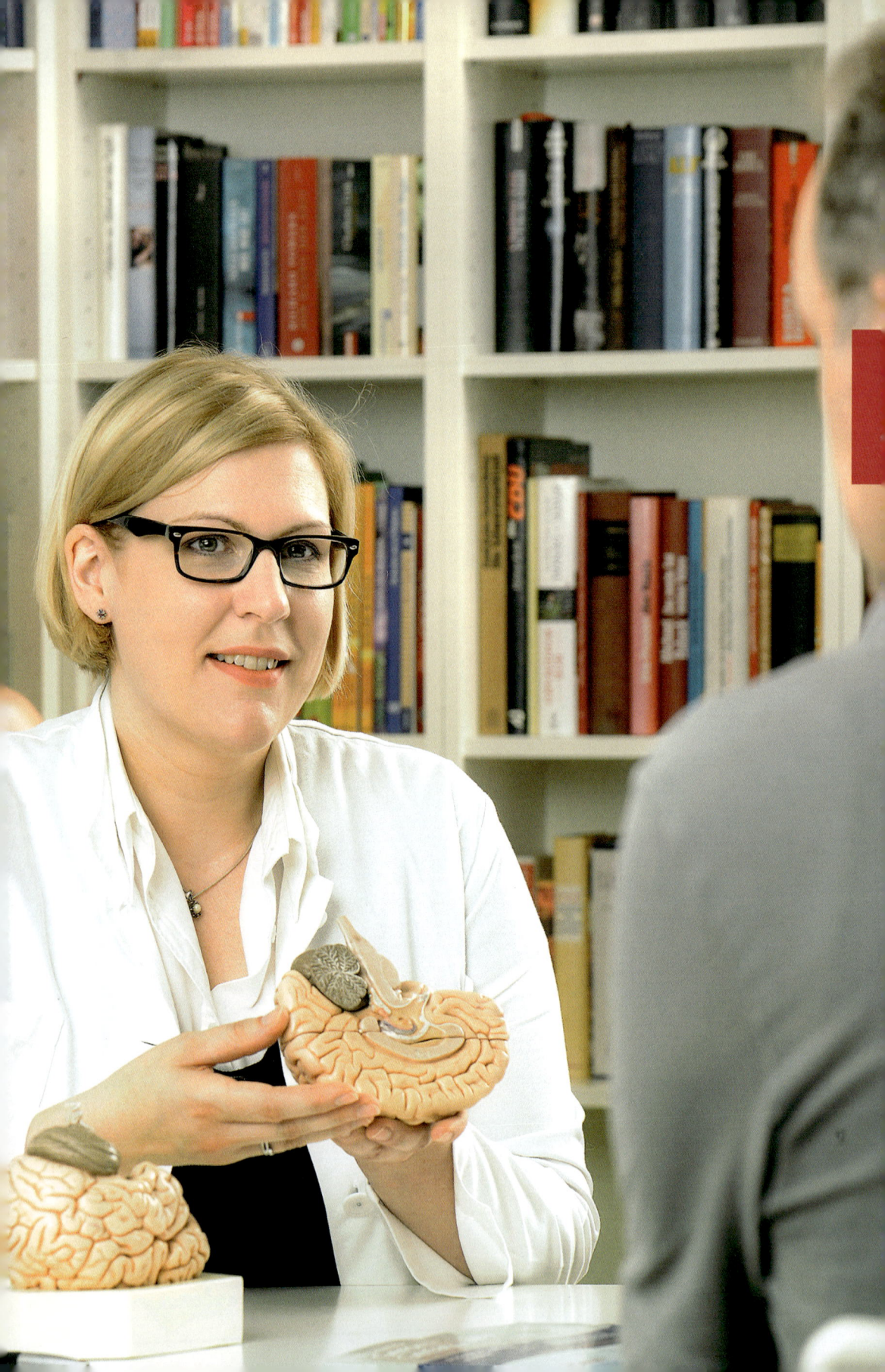

Wissen

- Demenz – Was ist das?
- Demenz – Wie häufig tritt sie auf?
- Demenz – Welche Formen sind bekannt?
- Demenz – Welche Phasen gibt es?
- Demenz – Wie kommt der Arzt zu einer Diagnose?
- Demenz – Welche Therapien gibt es?
- Demenz – Was kann man vorbeugend tun?

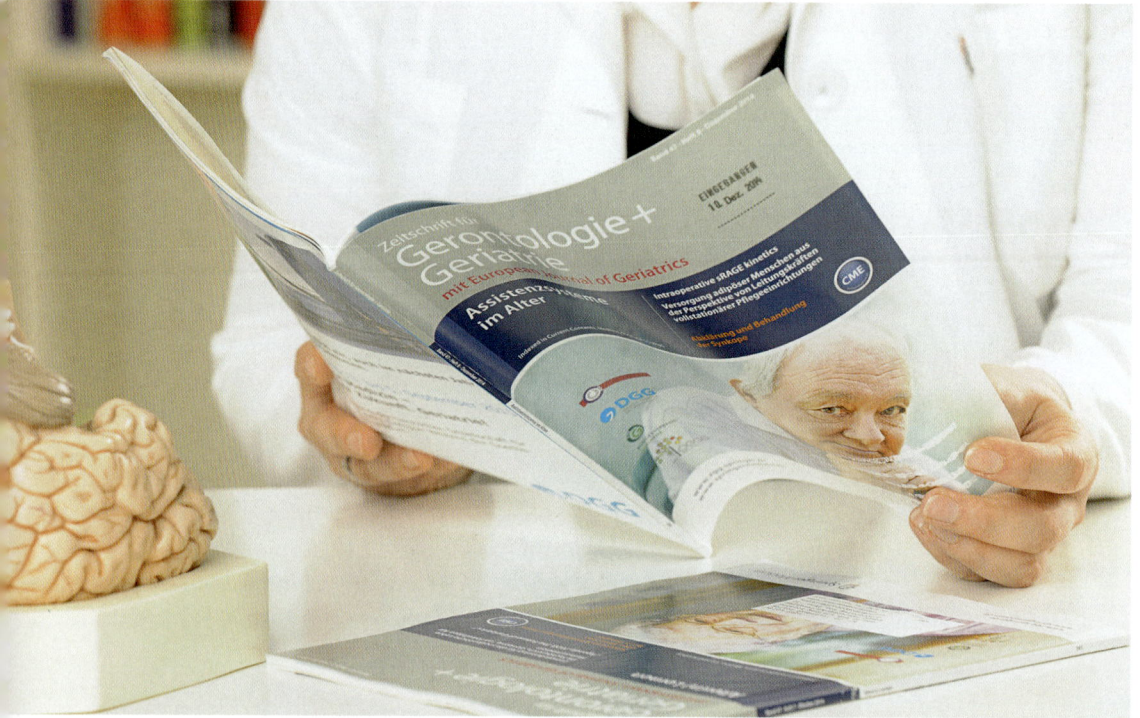

Demenz – Was ist das?

Demenz ist ein komplexes Krankheitsbild, oder – wie die Experten sagen – ein Syndrom (Komplex von Symptomen). Sie tritt in Folge von Erkrankungen oder Schädigungen von zentralen Gehirn-Strukturen auf. Dadurch kommt es zu Störungen und Veränderungen, die das alltägliche Leben deutlich beeinträchtigen. Je nachdem, welches Gehirnareal betroffen ist, wirkt sich die Störung unterschiedlich aus. Leitsymptom ist die Gedächtnisverschlechterung.

Der größte Risikofaktor für eine Demenz ist das Alter.

Um die demenziellen Erkrankungen und die mit ihr verbundenen Symptome verstehen zu können, ist es hilfreich zu wissen, wie das zentrale Nervensystem (ZNS) – insbesondere das Großhirn – funktioniert.

Was macht das Großhirn?
Aufgabe des Großhirns ist die Verarbeitung von Sinneseindrücken, die Planung und Umsetzung von Abläufen, das Bewahren von Erlerntem und von Erinnerungen (Gedächtnis) und die bewusste Steuerung dieser

Das Gehirn

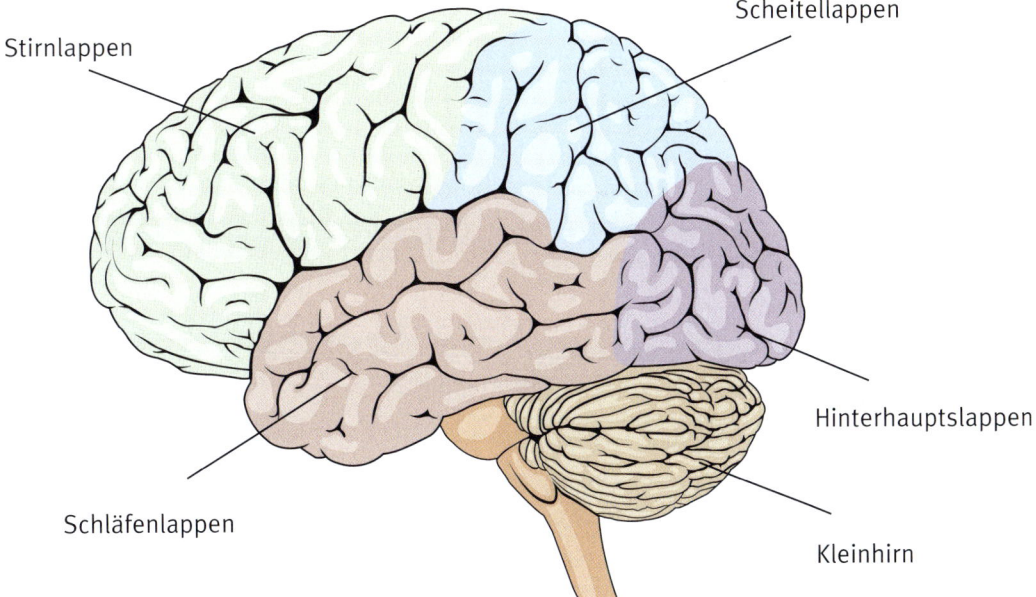

Vorgänge im menschlichen Körper. Darüber hinaus ist das Großhirn die Zentrale für die Sinne: Sehen, Hören, Schmecken, Riechen und Fühlen. Es repräsentiert biologisch den Ort dessen, was die menschliche Persönlichkeit ausmacht, nämlich Denken, Planen, Handeln, Urteilsfähigkeit und das Ich-Bewusstsein.

Das Großhirn besteht aus paarig angelegten sogenannten Lappen: Stirnlappen (Frontallappen), Scheitellappen (Parietallappen), Schläfenlappen (Temporallappen) und Hinterhauptslappen (Okzipitallappen). Dort liegen die Zentren für spezifische Aufgaben.

Die Aufgaben der einzelnen Gehirnlappen:
- Stirnlappen – u.a. abstraktes Denken, Problemlösen, Urteilsfähigkeit, Konzentrationsfähigkeit, Impulskontrolle, Gefühls-
leben, Handlungen, Sprachsteuerung und Muskelbewegungen
- Scheitellappen – u.a. Gedächtnis, Interpretation von Sinneseindrücken, Berührung, Schmerzempfinden, Steuerung von Bewegungen, Einschätzen von Entfernungen, Schreiben und Rechnen, Orientierung
- Schläfenlappen – u.a. (Kurzzeit-) Gedächtnis, Gehör, Sprache, Geschmack, Geruch
- Hinterhauptslappen – u.a. Sehzentrum, visuelles Gedächtnis

Wie funktioniert das Nervensystem?

Jeder Mensch hat ca. 30 Milliarden Nervenzellen. Sie bestehen aus einem Zellkörper mit Fortsätzen (Dendriten) und dem sogenannten Axon (Nervenfaser). Die Nervenzellen sind nicht direkt miteinander verbunden, sondern stehen über einen kleinen Zwischenraum - der sogenannten Synapse – miteinander in Kontakt.

Die Nervenzellen übertragen Informationen, indem sie elektrisch durch die Nervenfaser weitergeleitete Signale an den Synapsen in chemische Substanzen (Signalsubstanzen oder Botenstoffe) umwandeln und dort freisetzen. Die Signalsubstanzen übertragen die Information von einer Zelle zur nächsten.

Die wichtigsten Signalsubstanzen (Transmittersubstanzen) sind Acetylcholin, Dopamin, Glutamat, Noradrenalin und Serotonin. Das Wissen um die Aufgaben der Signalsubstanzen wird bei der Entwicklung und der Gabe von Medikamenten zur Linderung der die Demenz begleitenden Symptome eingesetzt.

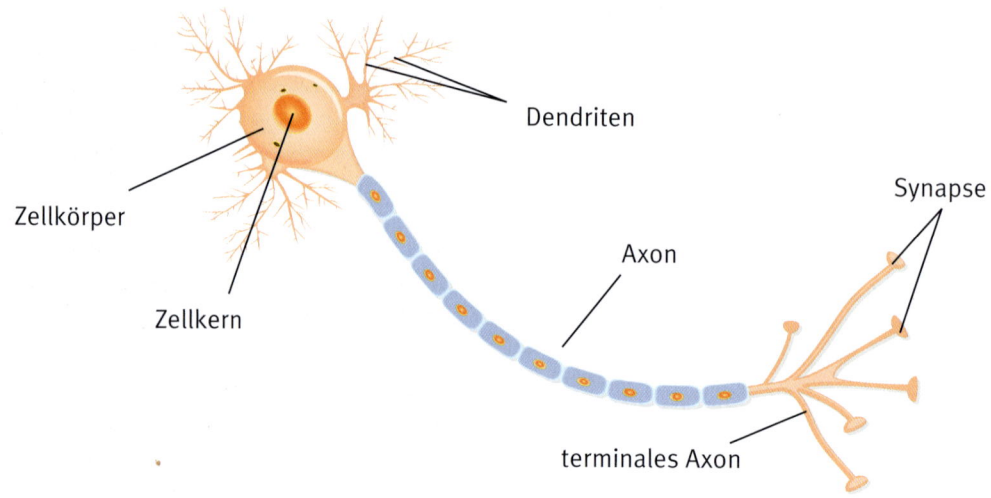

Dendriten

Synapse

Zellkörper

Axon

Zellkern

terminales Axon

Bedeutung der Signalsubstanzen
- Acetylcholin – u.a. Gedächtnis
- Dopamin – u.a. motorische Funktionen und Gefühlsleben
- Glutamat – u.a. Denken, Problemlösen, Planen und Ausführen von Handlungen, Lernen und Gedächtnis
- Noradrenalin – u.a. Regulieren von Schlaf/ Wachzuständen, Stimmungslage
- Serotonin – u.a. Regulieren von Schlaf/ Wach- und Tag/ Nacht-Rhythmus, Aggressivität, Hunger/ Sättigung, Schmerzkontrolle

Was passiert nun bei einer Demenzerkrankung?

Die demenziellen Erkrankungen zeigen in den verschiedenen Krankheitsphasen unterschiedliche Symptome, die beim einzelnen Menschen nicht alle zur gleichen Zeit und in gleicher Ausprägung auftreten. Man unterscheidet kognitive, psychiatrische, körperliche/somatische Symptome und Verhaltensauffälligkeiten.

I Kognitive Symptome

Zu den kognitiven Symptomen gehören Beeinträchtigungen des Gedächtnisses, des Lernvermögens, aber auch der Orientierung, der exekutiven Fähigkeiten (Denken, Planen, Handeln) sowie Aufmerksamkeit und Urteilsvermögen. Außerdem zählen die Apraxie, die mangelnde Fähigkeit, motorische Aktivitäten auszuführen, und die Agnosie, die mangelnde Fähigkeit, Gegenstände zu identifizieren bzw. wiederzuerkennen, zu den kognitiven Symptomen. Ebenso zählen dazu die Aphasie (Sprachstörung), Alexie (Lesestörung), Akalkulie (Rechenstörung), die Dysphagie (Schluckstörung) und andere mehr.

Gedächtnis

Zunehmende Vergesslichkeit über mehrere Monate und Jahre ist bei fast allen Demenzformen – bis auf die Frontallappen und die Lewy body Demenz (vgl. S. 37) – das erste Anzeichen für eine beginnende Demenz. Im Laufe der Demenz werden immer mehr Gedächtnisfragmente gelöscht. Das, was zuletzt erlernt oder erlebt wurde, verschwindet meist als erstes.

In der frühen Phase der Demenz ist zunächst das Kurzzeitgedächtnis betroffen und damit das Lernvermögen. Aktuelle und wichtige Erfahrungen, Erlebnisse, Gelesenes,
Gehörtes oder neu Gelerntes können nicht mehr gespeichert werden. So wird etwa ständig der Haustürschlüssel gesucht oder die Brille verlegt. Selbstverständliche Worte oder Begriffe werden nur unter großer Mühe erinnert, bekannte Wege zunehmend nicht mehr gefunden und Termine vergessen. Dazu passen Aussagen wie „Ich habe noch nichts gegessen" oder „Bei mir hat niemand angerufen", obwohl das Gegenteil der Fall ist.

Ausgeruht und stressfrei kann der Erkrankte sich häufig noch besser erinnern als in unruhigen und hektischen Momenten. Das können Phasen akuter Erkrankung sein, aber auch Ortswechsel wie Urlaubsreisen oder eine stationäre Aufnahme im Krankenhaus.

Erst nach und nach erlöschen auch Erinnerungen an Episoden aus dem eigenen Leben wie Hochzeit, Arbeit, Ferienerlebnisse oder das persönliche Tagebuch. Eine Aussage wie „Geheiratet habe ich nie" kann dann für den Ehepartner zu einem großen Schock werden.

Relativ lange bleibt die Erinnerung an erlerntes „gemeinsames" Wissen – das „Lexikon-" oder „Kulturwissen" – erhalten. Dieselbe Person, die sich an den aktuellen Besuch ihrer Kinder oder an ihre eigene Hochzeit nicht mehr erinnern kann, weiß dagegen noch immer, dass Paris die Hauptstadt von Frankreich ist, kann problemlos lange Gedichte aufsagen oder sich aktiv an der Liturgie des Gottesdienste beteiligen.

Ziemlich spät geht das Wissen um erlernte Abläufe wie Schwimmen, Radfahren und Tanzen verloren.

Orientierungsvermögen

Sehr früh im Krankheitsverlauf ist das Orientierungsvermögen eingeschränkt. Dabei ist der zunehmende Verlust der zeitlichen Orientierung eine echte Herausforderung. Nach und nach gehen das Gefühl für den Tagesrhythmus oder auch die Jahreszeiten verloren. Da Zeit etwas sehr Abstraktes ist und sich stetig verändert, brauchen Demenzerkrankte unterstützende Orientierungspunkte wie eine gut sichtbare Uhr, die Tageszeitung, einen gut lesbaren Kalender oder einen strukturierten Tagesplan.

Auch Probleme mit der örtlichen Orientierung nehmen im Lauf der Demenz zu. Oft betrifft das zunächst nur neue Umgebungen, doch dann auch den Wohnort und die eigene Wohnung. Bekannte Wege zum Einkaufen, zum Friseur und wieder nach Hause werden zunehmend nicht mehr gefunden und Wege wie ins Schlafzimmer oder zur Toilette nicht mehr erkannt. Das ist für Demenzkranke wie Angehörige mit vielen Komplikationen im Alltag verbunden. Wenn zu diesen Orientierungs- und Gedächtnisproblemen Veränderungen in der Umgebung hinzukommen, geraten Menschen mit einer Demenz schnell unter Stress. Das kann die Urlaubsreise, aber auch der Wechsel in eine Wohngruppe oder Altenhilfeeinrichtung sein.

Viele Menschen haben gerade im fortgeschrittenen Stadium der Demenz Probleme, sich im Raum zu orientieren und ihre eigene Lage im Raum zu bestimmen. Das führt häufig zu Fehltritten und Stürzen. Überraschenderweise bleibt die personenbezogene Orientierung, also das Empfinden für die eigene Person, trotz des Wegfalls der Lebenserinnerungen relativ lange erhalten.

Sprache und Rechenvermögen

Zu Beginn der Erkrankung funktioniert die Sprache noch relativ gut. Allerdings kann es immer wieder zu Wortfindungsstörungen kommen. Im Verlauf der Demenz wird der Wortschatz karger. Die an Demenz erkrankte Person verliert schnell den roten Faden und kann auch der Unterhaltung nur noch schwer folgen. In der Schlussphase ist das Sprachvermögen nur noch sehr rudimentär vorhanden.

> **Thorstens Vater (74)** lebt noch allein. Er hat eine vaskuläre Demenz. Seit einiger Zeit versteht er seine Post nicht mehr. Das letzte Anschreiben vom Finanzamt wegen einer Steuernachzahlung hat er auf dem Küchentisch liegen lassen. Als Torsten seinen Vater fragt, warum er nicht auf der Sparkasse war, um die Steuern zu zahlen, fließen Tränen. Er versteht die Briefe nicht mehr.

Wichtig ist: trotz aller Schwierigkeiten genießen Menschen mit einer Demenz die Begegnung und das Gespräch mit anderen. Deshalb macht es Sinn, mit ihnen auf vielfache Weise in Kontakt zu bleiben.

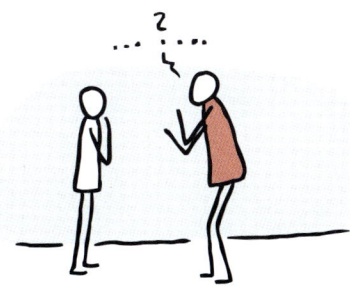

Typische Sprachveränderungen

Frühe Phase
- Verlangsamung des Sprechtempos
- Wortfindungs- und Benennungsstörungen
- Verlieren des Gesprächsfadens
- Schwierigkeiten mit dem Textverständnis
- Unfähigkeit zur Abstraktion
- Verwenden von Floskeln

Mittlere Phase:
- Leseverständnis besser als Hörverständnis
- Wortfindungsstörungen im Kernwortschatz
- Wiederholungen
- Lesen und Nachsprechen komplexer Texte gestört

Späte Phase:
- Sprachverständnis nimmt ab
- Sprache und unterstützende Gestik nehmen ab
- Lange Perioden, ohne ein Wort zu sagen
- Echolalien (zwanghaftes Nachsprechen von Worten)
- Sprache ist ungeeignet als Mittel der Kommunikation, besser sind Körpersprache und Mimik

Geistige Fähigkeiten und Aufmerksamkeit
Mit dem nachlassenden Sprachvermögen wird es für den demenziell veränderten Menschen immer schwieriger, Gedankengänge zu formulieren und sich verständlich zu machen. Was für den Erkrankten in seiner Welt logisch erscheint, muss nicht zwangsläufig mit der Welt der Anderen übereinstimmen.

Schwierig wird es für die Erkrankten, wenn zu viele Reize aus der Umgebung auf sie einströmen. Die Geschehnisse können nicht mehr richtig gefiltert werden. Konzentrationsfähigkeit und Aufmerksamkeit lassen nach. Diese Reize können sowohl akustischer Natur sein, wie laute Musik bei den Mahlzeiten, als auch visueller Art, wie zu viele Gegenstände auf dem Tisch. Das führt dazu, dass der Erkrankte sich nicht mehr auf die eigentliche Mahlzeit konzentrieren kann.

„Exekutive Funktionen" –
Denken, Planen, Handeln
Viele Dinge des täglichen Lebens sind nur in geordneten Abfolgen möglich. Das betrifft sowohl die Zubereitung der Mahlzeiten wie auch das Ankleiden oder die Reaktion auf unerwartete Ereignisse.

Angehörige erleben, wie Kartoffeln ohne Wasser gekocht werden oder die Badewanne überläuft, ohne dass der Wasserhahn zugedreht wird. Das Unterhemd wird über dem Oberhemd getragen oder fehlt ganz. Wenn sie den Erkrankten auf diese Dinge hinweisen, erleben sie oft empörte Reaktionen bis hin zu Aggressionen.

Hier gilt es, im Vorfeld tätig zu werden. So kann etwa das geordnete Hinlegen der benötigten Kleidungsstücke dem demenziell erkrankten Menschen helfen, sich selbständig anzukleiden und gleichzeitig mögliche Konflikte im Vorfeld verhindern.

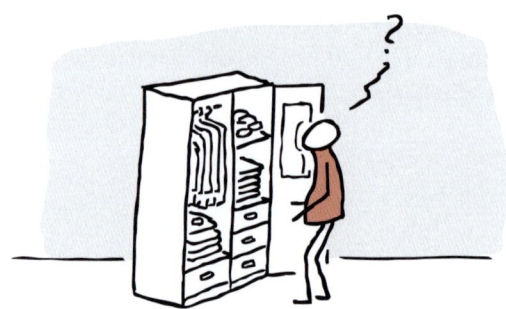

Apraxie

Dieses Störungsbild löst im Umfeld oft Unverständnis aus. Plötzlich weiß jemand nicht
mehr, was er wie tun soll: sich hinsetzen,
eine Dose öffnen, das Messer benutzen?
Nichts geht mehr automatisch.

In der späteren Phase der Demenz ist auch
das Gehvermögen beeinflusst. In der schweren Phase kommt es deshalb häufig zu
Bettlägrigkeit und Schluckbeschwerden.

Agnosie

Bei der Agnosie geht es um das Vermögen,
Sinneseindrücke richtig deuten zu können.
Glaskugeln werden für Bonbons gehalten
und "gegessen". Verletzungen durch scharf-
kantige Gegenstände im Mund werden nicht
wahrgenommen oder heiße Herdplatten
nicht als bedrohlich erlebt.

Irritierend für die Umgebung ist auch die
Veränderung des Geschmacksinns. Erkrankte mögen Nahrungsmittel nicht mehr, die
sie gern gegessen haben, und bevorzugen
solche, die sie stets abgelehnt haben. An
dieser Stelle sind die Grenzen der Biografiearbeit (vgl. S. 59) erreicht.

II Psychiatrische/nicht kognitive Symptome

Diese Symptome kommen ebenso wie
kognitive Symptome bei Menschen mit einer
Demenz in unterschiedlicher Weise vor.

**Übersicht über „nicht kognitive"
Symptome**

- Depressionen/ depressive
  Verstimmungen
- Angst und Furcht
- Aggressivität
- Antriebsstörungen
- Stimmungslabilität
- Sinnestäuschungen/
  Halluzinationen
- Wahnvorstellungen
- Verstecken und Verlieren von
  Gegenständen
- Falsche Anschuldigungen (etwa bei
  Verlieren von Gegenständen)
- „Sundowning"
- Unangemessenes sexuelles
  Verhalten
- Schlafstörungen
- Bewegungsdrang

Depression, Angst, Furcht

Depressionen können in jeder Phase der Demenz auftreten. Allerdings ist es bei fortschreitender Krankheit immer schwerer, eine Depression zu erkennen. In der Anfangsphase überlagert die Depression gelegentlich eine Demenz. Deshalb muss bei der Diagnose zwischen Demenz und Depression genau unterschieden werden. Viele Angehörige berichten, dass mit fortschreitender Demenz und eingeschränkter Wahrnehmung die Depression rückläufig zu sein scheint. „Es wird leichter, wenn es schwieriger wird." In jedem Fall sollte eine Depression unabhängig vom Zeitpunkt des Eintretens behandelt werden. Medikamente gegen Depressionen sind hier gut wirksam.

Angstzustände können ein Symptom einer Depression sein oder auch Teil des Demenzprozesses. Demenziell veränderte Menschen nehmen wahr, dass sie neue Informationen schnell vergessen, Dinge verlegen und nicht mehr wiederfinden. Das löst Ängste aus. Angst, die Kontrolle zu verlieren oder nicht mehr dazu zu gehören. Als Reaktion versuchen sie, ihre Fehler zu leugnen oder andere Personen dafür in die Pflicht zu nehmen: „Das hat mir keiner gesagt."

Sicherheit und Geborgenheit sind ein guter Weg, dem Erkrankten zu helfen. Wenn die Angstzustände auf einer Depression beruhen, können auch antidepressive Medikamente die Symptome lindern helfen.

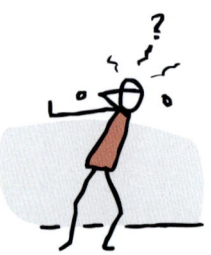

Aggressivität

Aggressivität, ob verbal oder physisch, kann eine Reihe von Ursachen haben. Zu nennen sind Stress, Unter- wie Überforderung, mangelnde Krankheitseinsicht, Angst, Frustrationen, eine Depression, Revierverletzungen/Übergriffe durch Angehörige oder Pflegende und, oft unterschätzt, Schmerzen.

Studien weisen darauf hin, dass sich Männer häufiger aggressiv gebärden und zu Handgreiflichkeiten tendieren, eher reizbar sind und sich beim Kleiderwechsel wehren.

In jedem Fall ist eine Ursachenklärung vor jeder Reaktion wie etwa einer Gabe von Psychopharmaka dringend notwendig. Gerade Schmerzen, die bei vielen Erkrankungen zentral das Wohlbefinden beeinflussen, werden häufig nicht erkannt oder unterbewertet.

An erster Stelle der Behandlung sollten immer nichtmedikamentöse Maßnahmen wie verständnisvolles Begleiten, Zuhören oder Ablenken des Patienten stehen. Eine gute Schulung der betreuenden Personen ist bei Patienten mit Aggressivität besonders wichtig.

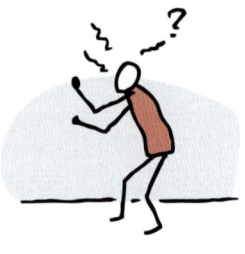

Wahnvorstellungen und Halluzinationen

Wahnvorstellungen stellen die Umgebung vor große Herausforderungen. Auch wenn der Erkrankte aus eigener Sicht logisch handelt, stimmt sein Bild von der Umwelt nicht mit dem der Anderen überein. Jemand ist der festen Überzeugung, dass Dinge, die er selbst versteckt hat und nicht wiederfindet, von anderen gestohlen wurden. Das kann zu erheblichen Konflikten innerhalb der Familie oder in einer Wohngruppe führen.

Halluzinationen sind Bilder oder Stimmen, die für den Erkrankten durchaus klar und wirklich sind, die aber kein anderer sieht oder hört. Es ist beinahe unmöglich, dem Erkrankten zu erklären, dass seine Empfindung nicht real ist. Wenn man sicher weiß, dass die gesehenen oder gehörten Halluzinationen ein Symptom der Krankheit sind, ist es leichter, mit der Situation umzugehen. So lange der Erkrankte die Halluzinationen als nicht störend oder beängstigend empfindet, ist eine Behandlung nicht notwendig.

Verwirrtheit/Delir

Verwirrtheitszustände kommen bei Demenz häufiger vor. Sie können die Folge von Infektionen, neuen Medikamenten, Umgebungsveränderungen oder dergleichen sein. Hier gilt es, so schnell wie möglich die Ursache zu finden, damit entsprechende Maßnahmen eingeleitet werden können, ehe der Zustand sich weiter verschlechtert.

Bei einer plötzlichen Verhaltensänderung oder Verwirrtheit muss unbedingt die Ursache abgeklärt werden.

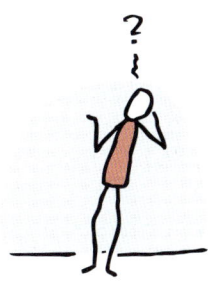

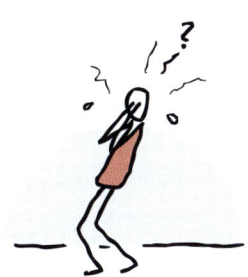

III Verhaltensauffälligkeiten bei Demenz

Als sehr aufreibend und zehrend für Erkrankte wie Versorgende werden sogenannte Verhaltenssymptome erlebt. Sie sind in der Regel kein eigenes Symptom der Erkrankung, sondern lassen sich auf Ursachen wie Schmerzen, Angst oder Furcht, das Gefühl von Verlassenheit oder Probleme mit der Umgebung zurückführen. Auch zu viele oder zu wenige Reize können ursächlich sein. Von daher ist bei der Bewältigung dieser Symptome ein Suchen nach der Ursache und deren Bekämpfung angesagt.

Herumwandern & Fummeln/Nesteln

Manche Erkrankte kommen nicht zur Ruhe und wandern unaufhörlich umher. Das Risiko des Verlaufens oder Stürzens ist entsprechend hoch. Andere nehmen Gegenstände mit, legen sie irgendwo ab und vergessen sie – sehr zum Ärger der Anderen, die permanent mit Suchen beschäftigt sind. Es ist schwierig, umherwandernde Erkrankte aufzuhalten. Manchmal helfen Aktivitäten, die an ihre Erfahrungswelt anknüpfen oder tägliche, ausgedehnte Spaziergänge. Wichtig ist, die Sicherheit im Auge zu behalten und für ausreichende Ernährung zu sorgen.

Wiederholungen – Rufen und Schreien

Manche Erkrankte wiederholen Vorgänge wie bügelnde Bewegungen auf der Heizung, Öffnen und Schließen von Türen oder rhythmisches Klopfen auf dem Tisch. Das kann irritieren, wenn die Wiederholungen mit einem entsprechenden Geräuschpegel verbunden sind. Hier helfen Ablenken und Anbieten von Alternativen oder geräuschdämmende Maßnahmen.

Rufen und Schreien gehört zu den am schwersten zu bewältigenden Symptomen, auch deswegen, weil die Ursache nicht immer deutlich ist. Die Behandlung ist sehr schwierig. Manchmal hilft die Anwesenheit von vertrauten Personen. Oft müssen verschiedene Medikamente und Pflegemaßnahmen ausprobiert werden, bis eine Lösung gefunden ist.

Sundowning – Sonnenuntergangsphänomen

Wenn der Tag sich dem Ende zuneigt, werden viele Menschen mit einer Demenz noch einmal aktiv. Sie beginnen zu kramen, nehmen ihre Spaziergänge wieder auf, bereiten etwas zu trinken zu oder werden in anderer Form aktiv. Experten gehen davon aus, dass diese spätnachmittägliche Unruhe etwas damit zu tun hat, dass sie in ihrem Leben zu dieser Tageszeit noch einmal etwas Neues in Angriff genommen haben wie Heimkommen von der Arbeit und Fernsehen, zum Chor gehen oder das Zubereiten des Familienabendessens.

Für die Begleitung dieser Menschen hat das insofern Bedeutung, als es nicht darum gehen kann, sie zur Ruhe und Muße anzuhalten, sondern ihnen zu dieser Tageszeit noch einmal ein aktives (Mit-)Wirken zu ermöglichen. Von großer Bedeutung ist das in Pflegeeinrichtungen und Krankenhäusern, wo gerade um diese Zeit viele Mitarbeiter nach Hause gehen und so nicht mehr für die aktivierende Begleitung zur Verfügung stehen.

IV Körperliche Symptome
Neben den bisher beschriebenen Symptomen kommen im Laufe der Demenz körperliche Symptome hinzu. Diese können durch den Abbauprozess im Gehirn bedingt sein oder andere Ursachen haben.

Inkontinenz
Die Urin-Inkontinenz kann bereits in der milden Phase beginnen, tritt aber häufiger in der mittelschweren Phase und fast immer in der schweren Phase auf. Der Erkrankte spürt die gefüllte Blase, kommt jedoch nicht schnell genug zur Toilette oder kennt den Weg zur Toilette nicht mehr. Hier kann man dem Erkrankten durch Routinen – zum Beispiel Toilettengang vor und nach den Mahlzeiten, vor und nach dem Schlafen, oder alle drei Stunden – helfen, so lange der betroffene Mensch noch gehen kann.

Auch Stuhl-Inkontinenz kann auftreten, meist im späteren Stadium der Demenz. Auch hier sind Routinen und eine adäquate Ernährung hilfreich.

Steifigkeit/ Rigor/ Parkinsonismus/ Muskelzuckungen/ Kontrakturen
Steifigkeit kommt manchmal bei der Parkinson Krankheit mit Demenz (s. S. 41) oder auch bei vaskulären Formen (s. S. 40) vor. Viele Erkrankte in der mittelschweren Phase haben steife Glieder und parkinsonähnliche Symptome.

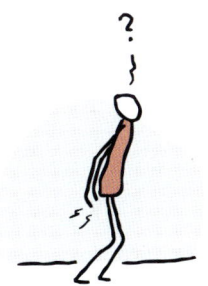

In der schweren Phase kann es zu Krämpfen kommen. Auch unfreiwillige Muskelzuckungen (Myoklonien) und Kontrakturen in den Gelenken können in dieser Phase auftreten. Hier wird auf jeden Fall ärztliche Hilfe und Unterstützung durch Physiotherapeuten notwendig.

Unterernährung /Mangelernährung:
Im fortgeschrittenen Stadium sind Mangel- / Unterernährung häufig. Eine Kombination von Eiweißmangel, muskulärem Abbau und Immobilität ist sehr häufig und bedingt sich gegenseitig. Die Erkrankten sind nicht selten gebrechlich (fragil). Wesentliche Gründe für die Unterernährung sind Appetitlosigkeit, Antriebsmangel, aber auch Probleme aufzustehen und sich Nahrung zu holen. Später kommen Schluckstörungen und Bettlägerigkeit hinzu.

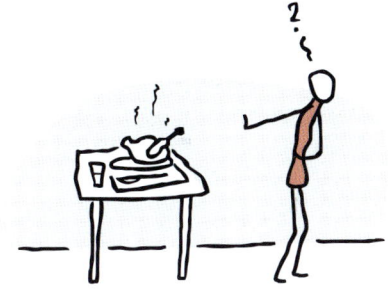

Demenz – Wie häufig tritt sie auf?

Derzeit leben in Deutschland etwa
1,5 Millionen Menschen mit einer Demenz.
Weltweit sind es um die 36 Millionen. Jähr-
lich kommen in Deutschland etwa 250 000
Neuerkrankungen hinzu. Für 2050 werden
bis zu zweieinhalb Millionen Erkrankte
erwartet. Weltweit könnten es 115 Millionen
sein. 70 Prozent davon sind Frauen.

Hauptrisiko für die Entwicklung einer Demenz ist das Alter. An einer Demenz können
zwar auch jüngere Menschen erkranken,
mit höherem Alter jedoch steigt die Wahrscheinlichkeit. Wobei: längst nicht jeder
alte Mensch erkrankt an einer Demenz. Die
Mehrzahl hat keine Demenz.

**Prozentuale Häufigkeit von Demenz-
erkrankungen in verschiedenen Alters-
gruppen**
- ≥ 65-jährige ca.   1%
- ≥75-jährige ca.   5%
- ≥80-jährige ca.   10%
- ≥85-jährige ca.   20%
- ≥90–jährige ca.   30%

Während aktuell die meisten Menschen mit
einer Demenz noch von der Familie versorgt
werden, wird sich das Bild in den kommen-
den Jahren verändern. Der Anteil Allein-
lebender nimmt deutlich zu.

Demenz – Welche Formen sind bekannt?

Es gibt verschiedene Demenzformen. Sie verlaufen zum Teil sehr unterschiedlich. Langfristig führen sie alle zum Verlust des Gedächtnisses, der geistigen Leistungsfähigkeit und der Selbständigkeit (Alltagskompetenz).

Die Ursachen sind unterschiedlich. Die meisten Erkrankungen, die sogenannten primären Formen, haben ihren Ursprung direkt im Gehirn. Bei anderen Demenzformen, den sogenannten sekundären, sind etwa Infektionen, Stoffwechselerkrankungen oder Verletzungen Ursache für die Schädigung des Gehirns. Die sekundären Formen können anders als die primären Formen je nach Ursache geheilt werden.

Formen demenzieller Erkrankungen		
Primäre Form	**Gefäßbedingte Demenz**	**Sekundäre Form**
■ Alzheimer Demenz	■ Schlaganfall	■ Infektionen des Gehirns
■ Lewy body Demenz	■ Erkrankung der weißen Substanz (subkortikale Demenz)	■ Stoffwechselerkrankungen (Lebererkrankungen, Schilddrüsenfunktionsstörung, Vitamin B12 Mangel)
■ Frontotemporale Demenz		
■ Parkinson Demenz	■ Entzündungen der Blutgefäße	■ Verletzungen des Gehirns (durch Unfall)
		■ Alkoholismus
		■ Chronischer Drogenkonsum
		■ HIV
		■ Medikamente

Primär degenerative Demenzerkrankungen
Zu den primär degenerativen Erkrankungen
gehören die Alzheimer-Demenz, die Parkin-
son-Demenz, die Lewy body-Demenz, die
Frontotemporale Demenz und weitere eher
seltene Formen.

*Gefäßbedingte/ vaskuläre Demenzerkran-
kungen*
Zu den gefäßbedingten Demenzerkrankungen zählen alle Formen, die auf Erkrankungen der Hirngefäße zurückzuführen sind,
z.b. solche nach einem oder mehreren
Schlaganfällen (Multi-Infarktdemenz), bei
Erkrankungen der kleinen und kleinsten
Hirngefäße und Erkrankung der weißen Sub-
stanz (subkortikale) Demenz auftreten.

Bei einer gefäßbedingten Erkrankung kann
das Risiko durch eine gesunde Lebensweise
reduziert werden. Zu den Risikofaktoren
zählen Bluthochdruck, Übergewicht, Diabetes, Herzinsuffizienz, Erkrankungen
der Herzkranzgefäße, Rauchen und hohe
Blutfette. Neuere Erkenntnisse zeigen, dass
durch entsprechende Vorsorgemaßnahmen
interessanterweise auch das Risiko, an einer
Alzheimer-Demenz zu erkranken, vermindert
wird.

Sekundäre Demenzerkrankungen
Sekundäre Demenzen sind Folge einer
Schädigung zentraler Strukturen im Gehirn
etwa nach Unfällen mit Schädel-Hirn-Trauma
(eventuell auch mit Blutung), bei Hirntumo-
ren und Hirnmetastasen, Infektionen des Gehirns oder auch bei Mangelkrankheiten mit
Auswirkung auf die Versorgung des Gehirns
wie Vitamin B12-Mangel und Stoffwechselstörungen. Sekundäre Demenzen können
auch als Folge übermäßigen Alkohol- oder
Drogenkonsums, als Nebenwirkung von
Medikamenten (insbesondere Psychopharmaka), bei HIV und bei Depressionen (sogenannte Pseudodemenz) auftreten.

Im Gegensatz zu den primären und vaskulären Formen können diese Demenzen
je nach Ursache reversibel sein, also nur
vorübergehend auftreten, wenn die Ursache
rechtzeitig behandelt werden kann. Deshalb
ist eine gute und frühzeitige Diagnostik
unabdingbar.

Die wichtigsten Demenzerkrankungen im Überblick

Alzheimer Demenz

Die Alzheimer Erkrankung wurde erstmals 1901 von dem Arzt Alois Alzheimer beschrieben. Es gibt zwei unterschiedliche Formen. Die frühe „präsenile" Form – vor dem 65. Lebensjahr – wird familiär vererbt und ist sehr selten. Die späte Form ist die häufigere. Die Wahrscheinlichkeit für dieses späte Krankheitsbild nimmt mit dem Alter zu und verdoppelt sich ab dem 60. Lebensjahr alle fünf Jahre.

Der Mechanismus der Krankheitsentstehung ist heute nur zum Teil entschlüsselt. Bestimmte Eiweiße (Tau-Proteine) bilden in den Nervenzellen sogenannte Neurofibrillen. Zusätzlich bilden spezielle Eiweiße (sogenannte „Beta-Amyloid-Proteine") außerhalb der Nervenzellen sogenannte „Alzheimer Plaques". Allerdings ist nach heutigem Stand der Forschung noch nicht klar, ob diese Eiweißablagerungen tatsächlich die Ursache des Zellverlustes sind oder nur eine Begleiterscheinung.

Die Alzheimer-Demenz kann ab dem Zeitpunkt der Diagnosestellung über einen sehr langen Zeitraum verlaufen – 20 Jahre und länger. Sie beginnt mit einer schrittweisen und fortschreitenden Verschlechterung des Gedächtnisses und weiterer kognitiver Fähigkeiten wie „Denken, planen, handeln". Sie entwickelt sich über mehrere Stadien, von leicht über mittelschwer bis schwer.

Aktuell gibt es zwar keine Möglichkeit, die Alzheimer-Demenz zu heilen. Es gibt jedoch eine Reihe von Möglichkeiten, die betroffenen Menschen zu unterstützen und die Symptome zu lindern.

Im Laufe der Erkrankung verschlechtern sich die Krankheitssymptome so, dass der Demenzkranke immer mehr Unterstützung benötigt. Wenn die letzte Phase erreicht wird, ist er stark mobilitätseingeschränkt, in der Regel bettlägerig, und kann häufig nicht mehr sprechen. Zumeist ist der Schluckreflex kaum noch vorhanden.

Alzheimer-Demenz

- Deutliche Einschränkungen in mindestens zwei kognitiven Bereichen (Gedächtnis plus eine weitere Einschränkung wie Apraxie) über mindestens sechs Monate
- Deutliche Verschlechterung gegenüber vorher
- Beginn zwischen dem 40. und 90. Lebensjahr, meist nach dem 65.
- Bei Beginn vor dem 65. Lebensjahr in der Regel erblich (dominanter Erbgang) mit raschem Krankheitsverlauf

Es gibt einige Medikamente, die für eine gewisse Zeit helfen, die Symptome zu lindern. Es gibt bisher jedoch kein Medikament, das die Alzheimer Demenz verhindern oder heilen kann.

Genauso wirkungsvoll wie Medikamente sind die sogenannten nicht-medikamentösen Möglichkeiten. Dazu zählen Gedächtnisübungen, mentale Stimulation, basale Stimulation (Silviahemmet Touch), Reminiszenz- und Biografiearbeit, Bewegung und Sport, freudige Ereignisse, soziale und kulturelle Aktivitäten und die Teilnahme an den Aktivitäten des täglichen Lebens.

Wichtig sind zudem das Beibehalten der täglichen Routine und Erfolgserlebnisse anstelle von Versagen und Fehlern. Niemand sollte unter- oder überfordert werden. Das hilft, die vorhandenen Fähigkeiten zu erhalten und eine möglichst selbstbestimmte Lebensweise zu unterstützen.

Entscheidend ist auch eine gute Schulung und Beratung der Angehörigen. Diese Dinge können die Lebensqualität der Erkrankten und ihrer Angehörigen steigern.

Es gibt ein geringes genetisches Risiko, also eine geringe Wahrscheinlichkeit, dass die häufige Spätform von Alzheimer vererbt wird. Das betrifft die Familien, in denen Menschen vor dem 65. Lebensjahr an Alzheimer erkrankt sind. Bei der (seltenen) Frühform der Alzheimer Erkrankung ist das Risiko hingegen hoch. Einige der Gene, die mit Alzheimer assoziiert sind, sind bereits identifiziert (etwa Apo E, Praesenilin 1 und 2). Dadurch ist es möglich, Aussagen zu Fragen einer familiär auftretenden Alzheimer Erkrankung zu machen. In diesen Fällen können auch genetische Tests sinnvoll sein. Die Vererbung an sich kann jedoch nicht beeinflusst werden.

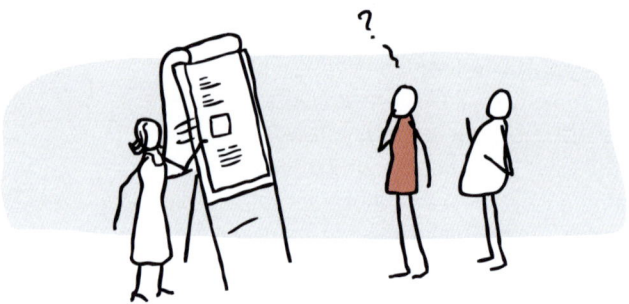

Lewy body Demenz

Diese Demenzform ist nach Fredrick Lewy benannt, der als erster die abnormal im Gehirn gelagerten Eiweiße (Lewy Körperchen) gesehen hat.

Obwohl die Lewy body Demenz nicht so selten auftritt, kann die Diagnose erschwert sein, weil die Symptome nicht unbedingt typisch für eine Demenz sind. Zu Beginn der Erkrankung verschlechtert sich das Krankheitsbild oftmals sehr rasch. Das Kurzzeitgedächtnis ist in der Regel anfangs noch nicht betroffen. Hauptsymptome sind Halluzinationen und/oder auffälliges Verhalten. Da die meisten Erkrankten die Halluzinationen nicht als beängstigend erleben und ihre Angehörigen das in der Regel nicht mit einer Demenz in Zusammenhang bringen, berichten sie dem Hausarzt auch nicht von diesen Ereignissen, was die Diagnose verzögert.

Typisch ist auch die Kombination mit Parkinson-Symptomen wie Bewegungseinschränkung oder Steifigkeit. Im Unterschied zur Parkinson-Krankheit treten hier die kognitiven Einschränkungen zeitnah zu den motorischen Einschränkungen auf.

Weitere Symptome sind: depressive Verstimmungen, Phasen der Lethargie und der Verlust von kognitiven Funktionen wie „Denken, Planen, Handeln", mangelnde Entscheidungsfähigkeit und eine optische Wahrnehmungsverzerrung etwa von Entfernungen. Auch Schlafstörungen treten häufiger auf. Während die Erkrankten tagsüber in den Schlaf fallen, sind sie nachts aktiv.

Die richtige Diagnose hängt vor allem vom Wissen des behandelnden Arztes über die typischen Symptome ab. Hinzu kommt, dass die Fähigkeiten der betreffenden Person nicht stabil sind, sondern von Tag zu Tag schwanken können, was die Diagnose erschwert. Für die Lewy body Demenz gibt es keinen spezifischen Test. Hier sind bildgebende Untersuchungen sinnvoll und eine Abklärung des Dopamin-Systems, das vor allem bei der Parkinson Erkrankung eine große Rolle spielt.

Es gibt keine spezifische Therapie der Lewy body Demenz. Aber die Symptome können behandelt werden. Allerdings werden Halluzinationen nur dann therapiert, wenn sie den Erkrankten ängstigen.

Bestimmte Medikamente (Neuroleptika) können für Menschen mit einer Lewy body Demenz gesundheitlich gefährlich werden. Von daher werden diese Medikamente möglichst vermieden.

Sprachtherapie, kognitive Stimulierung und Realitätsorientierung helfen, die Symptome zu lindern. Da Stress und Ängstlichkeit die Symptome verstärken, sollten durch Musik, körperliche Bewegung oder unterhaltsame Spiele Stress reduziert und Entspannung gefördert werden. Dazu beitragen können das Sicherstellen von Tagesroutinen und Einschlafritualen, das Vermeiden von „Nickerchen" am Tag, verschiedene an der Biografie orientierte Aktivitäten und Spaziergänge.

Durch die von Tag zu Tag schwankenden Symptome ist es für Angehörige schwierig, Aktivitäten außer Haus zu planen. Das kann auf die Dauer sehr belastend werden. Deshalb ist es notwendig, dass die Angehörigen Zeit für sich finden.

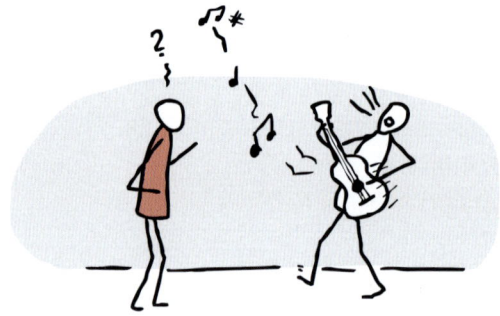

Frontotemporale/Frontallappendemenz

Frontotemporale Demenz ist der medizinische Begriff für eine fortschreitende Demenzerkrankung, die die vorderen und seitlichen Teile des Gehirns betrifft. Hier liegen die Zentren für Persönlichkeit, soziale Kontrolle, Sozialverhalten und Sprache.

Die Frontotemporale Demenz setzt oft vor dem 65. Lebensjahr ein. Das bedeutet, dass die meisten Erkrankten noch im Berufsleben stehen. Anders als bei den sonstigen Demenzerkrankungen sind hier Persönlichkeitsveränderungen, auffälliges Verhalten und Sprachprobleme erste Anzeichen der Erkrankung. Einige Menschen ecken am Arbeitsplatz wie in der Familie immer wieder an, beginnen zu spielen, vernachlässigen ihre Körperpflege oder verlieren ihren Job. Probleme mit dem Gedächtnis spielen anfangs noch keine Rolle.

Menschen mit einer Frontallappendemenz haben offenbar Probleme, die Gefühle anderer Menschen, vor allem die negativen, wahrzunehmen. Deshalb können sie oft auch nicht auf Zeichen wie ein trauriger oder entsetzter Gesichtsausdruck reagieren, die sie auf unangemessenes Sozialverhalten hinweisen.

Bei dieser Form der Demenz sind schon früh Alltagsfähigkeiten betroffen wie Vorbereiten der Mahlzeiten und Haushaltsführung, Benutzen des Telefons, Regeln der Finanzen, Autofahren, Medikamenteneinnahme sowie die Fähigkeit, sich auf neue Situationen und Routinen einzustellen. Auch die Fähigkeit der Eigensorge und die Ess- und Tischkultur sind oft eingeschränkt.

Mangelnde Initiative, Apathie oder fehlendes Interesse an Dingen, die vorher Freude gemacht haben, fortschreitende soziale Isolierung und impulsive Reaktionen sowie Taktlosigkeit oder sexuell unangemessenes Verhalten kommen bei der Frontallappendemenz häufig vor.

Die Belastung der pflegenden Angehörigen kann sehr hoch sein. Auf Grund des noch relativ jungen Alters zu Beginn der Erkrankung haben viele der Betroffenen Kinder, die selbst Unterstützung benötigen. Viele Angehörige suchen erst nach einer schweren familiären Krise Unterstützung bei ihrem Hausarzt.

Es gibt eine Reihe nichtmedikamentöser Möglichkeiten, die die Lebensqualität der Erkrankten und ihrer Angehörigen verbessern helfen. Hilfsmittel, die die Tagesroutine unterstützen, können vor allem in der Frühphase den Erkrankten einen Verbleib im Berufsleben ermöglichen.

Die Strukturierung des Wohnumfeldes ist besonders wichtig, wenn es darum geht, Menschen mit Frontallappendemenz ein aktives Leben in der gewohnten Umgebung zu ermöglichen. Individuell zugeschnittene Therapieangebote seitens der Ergo- und Sprachtherapeuten können dabei unterstützend wirken.

Um besser mit der Situation der mangelnden Verhaltens- und Impulskontrolle umgehen zu können, sollten Angehörige und Pflegepersonen Strategien entwickeln, mit denen sie positiv auf das Verhalten einwirken können. Gerade bei dieser Demenzform sind Angehörigengruppen, in denen Erfahrungen und Erlebnisse ausgetauscht werden, hilfreich.

Gefäßbedingte /vaskuläre Demenz

Die vaskuläre oder gefäßbedingte Demenz ist nach der Alzheimer Demenz die zweithäufigste Demenzform. Sie tritt überwiegend in den späteren Lebensjahren auf und verläuft typischerweise in Stufen – mit Phasen ohne Verschlechterung und manchmal sogar leichter Besserung. Im hohen Lebensalter treten Alzheimer und vaskuläre Demenz oft gleichzeitig auf (Demenz vom Mischttyp).

Bei den gefäßbedingten Demenzen kommt es durch Gefäßerkrankungen im Gehirn oder Schlaganfällen, die oft noch nicht einmal wahrgenommen werden, zu einer Verminderung der Blutversorgung von Teilen des Gehirns und dadurch zu einer Schädigung von Nervenzellen. Diese Schädigung ist Ursache von Gedächtnisverlust, Konfusion und anderen Demenzsymptomen.

Die Ausprägung der Schädigung hängt entscheidend von Ausmaß und Ort der betroffenen Gehirnregion ab. Manchmal verschlechtert sich die Gehirnleistung sogar schlagartig etwa nach einem Schlaganfall. Daher zeigt jeder Erkrankte unterschiedliche kognitive Einschränkungen, von leicht bis schwer. Auch der zeitliche Verlauf ist unterschiedlich. Anders als bei der Alzheimer Demenz haben die Erkrankten Probleme, neue Informationen zu verstehen, aber vergessen das neu erworbene Wissen nicht ganz so schnell.

Es gibt einen engen Zusammenhang zwischen der Höhe des Blutdrucks und dem Risiko, eine Demenz zu entwickeln. Risikofaktoren sind neben Schlaganfällen Herzerkrankungen, höheres Lebensalter, unbehandelter Bluthochdruck, hohe Cholesterinspiegel, Übergewicht, Diabetes, Rauchen und Stoffwechselerkrankungen.

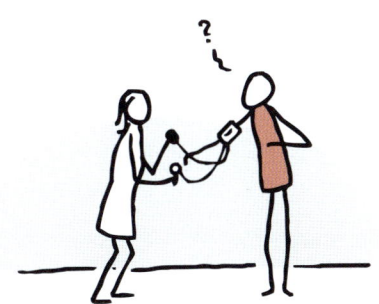

Parkinson Demenz

Parkinson ist eine Erkrankung des zentralen Nervensystems, bei der Gehirnzellen, die Dopamin herstellen, absterben. Die Ursache für die Parkinson-Erkrankung ist bis heute nicht bekannt. Hauptsymptome sind Bewegungsarmut und Bewegungsstarre sowie das Zittern in Ruhe. Parkinson ist eine häufige Erkrankung des Alters. Männer sind häufiger betroffen als Frauen.

Der Verlauf ist sehr individuell. Bei einigen Menschen entwickelt sich im fortgeschrittenen Stadium eine Demenz. Die größte Herausforderung sind die Symptome der Parkinson Krankheit, die eingeschränkte Beweglichkeit und die damit verbundene Langsamkeit und Sturzneigung.

Demenz – Welche Phasen gibt es?

Demenzverlauf

Die Demenz verläuft im Allgemeinen in drei Phasen, wobei vor allem bei der Alzheimer Demenz ein schleichender Beginn typisch ist. Während die frühe oder milde Phase mit geltenden Kritierien und objektivierbaren Symptomen noch gut diagnostiziert werden kann, ist die weitere Einteilung oft schwierig.

Im allgemeinen unterscheidet man die milde, die mittelschwere und die schwere Phase. Die milde kognitive Einschränkung – englisch: Mild Cognitive Impairment (MCI) –, die oft im Zusammenhang mit Demenz erwähnt wird, ist zwar mit einem höheren Risiko für die Ausbildung einer Demenz verbunden, mündet aber nicht zwingend in eine Demenzerkrankung.

Die milde Phase

Am Beispiel der Alzheimer Erkrankung lassen sich die einzelnen Stadien gut darstellen. In der Phase der leichten Demenz sind zwar berufliche Tätigkeiten und soziale Aktivitäten schon deutlich beeinträchtigt, die Fähigkeit, unabhängig zu leben, ist jedoch noch vorhanden. Die Demenzkranken können vieles noch selbständig erledigen und im Allgemeinen auch in der eigenen Wohnung bleiben. Oft zeigen die Erkrankten starke Ängste und Verunsicherungen.

Verlauf der Alzheimer-Erkrankung

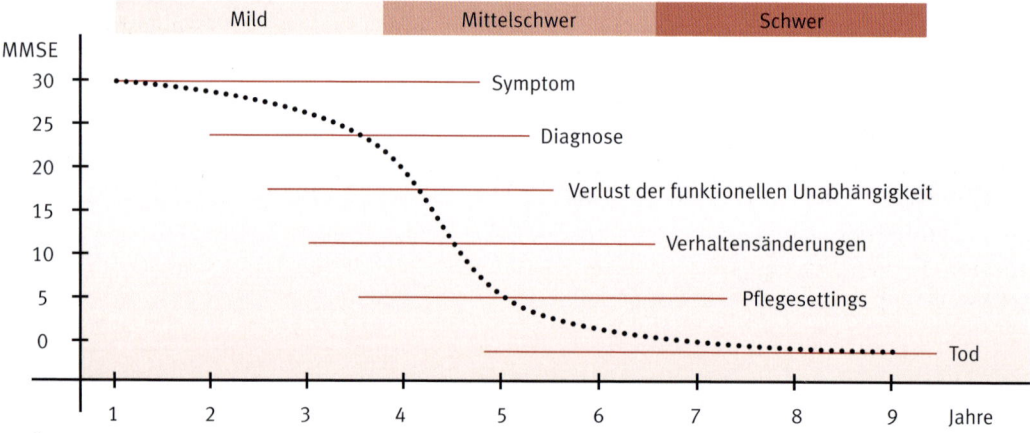

nach: Feldmann-Gracon 1996

Häufig stellt sich zu Beginn der Erkrankung die Demenz wie eine Depression dar. Symptome wie sozialer Rückzug und Konzentrationsschwäche können beiden Krankheitsbildern zugeordnet werden. Hinzu kommt, dass manche Menschen auf Grund der Demenzdiagnose eine Depression entwickeln. Hier sollte unbedingt eine fachärztliche Abklärung erfolgen

Die Betroffenen spüren durchaus, was mit ihnen geschieht und versuchen, durch verschiedene Strategien ihre Schwäche zu kompensieren. Aussagen wie „Das hat mir keiner gesagt." oder „Das muss jemand weggenommen haben.", sind typische Ausweichmuster, um der Situation zu entkommen.

Die mittelschwere Phase

In der mittelschweren Demenzphase sind das Erkennen von Zusammenhängen und das Planen von Handlungsabläufen erheblich eingeschränkt. Sprache und Sprachverständnis sind endgültig beeinträchtigt. Fehler im Satzbau, floskelhafte Antworten sowie Verlust des roten Fadens bestimmen das Gespräch. Tageszeiten und Datum werden durcheinander gebracht. Außerhalb der gewohnten Umgebung ist die Orientierung schwierig. Oft ist der Schlaf-Wachrhythmus gestört.

Schmerzhaft erleben die Angehörigen, dass auch Episoden aus dem gemeinsamen Leben nicht mehr so ohne weiteres erinnert werden. Es kommen psychiatrische und Verhaltenssymptome hinzu. Eine selbstständige Lebensführung ist nur noch unter

Schwierigkeiten möglich. Ein gewisses Ausmaß an Unterstützung und Aufsicht im Alltag sind erforderlich. Hinzu kommt, dass viele Dinge des täglichen Lebens nicht mehr ausgeführt werden können.

Die schwere Phase

In der schweren Phase der Demenz sind die Betroffenen rund um die Uhr bei allen Tätigkeiten auf Hilfe angewiesen. Sie müssen kontinuierlich begleitet werden. Vor allem der Verlust der Kontrolle über die Körperfunktionen inkl. Ausscheidungen lässt einen hohen Pflegebedarf entstehen. Das ist der Zeitpunkt, an dem sich Angehörige entscheiden müssen, ob sie die häusliche Pflege mit Unterstützung und den räumlichen Gegebenheiten noch daheim bewältigen können oder ein Umzug in eine Pflegeeinrichtung ansteht.

Das ist eine schwere Entscheidung. Nicht nur, weil die finanziellen Voraussetzungen geklärt werden müssen.

Demenz – Wie kommt der Arzt zu einer Diagnose?

Üblicherweise nimmt die körperliche Leistungsfähigkeit im Alter ab. Sehen und Hören werden schlechter. Auch das Lernen von Dingen dauert länger, als man das von sich selbst gewohnt ist.

Wenn die Gedächtnisprobleme im Alltag zunehmen, ist die Zeit für eine ärztliche Abklärung gekommen. Leider gehen viele Menschen erst zum Arzt, wenn eine eigenständige und selbstverantwortliche Lebensweise nicht mehr möglich ist. Doch die Erfahrung zeigt: dem Vergessen einen Namen zu geben ist oft der erste Schritt zur Bewältigung der anstehenden Aufgaben. Außerdem gibt es gerade auch in der frühen Demenz Möglichkeiten, durch entsprechende Maßnahmen den Demenzverlauf positiv zu beeinflussen (vgl. S. 47).

Was alles vorliegen muss, um die Diagnose Demenz stellen zu können, ist über ärztliche Diagnosemanuale geregelt. Leitsymptom bei der Erstdiagnose ist außer bei der Frontallappendemenz und der Lewy body Demenz die Gedächtnisverschlechterung über mindestens sechs Monate und ein weiteres Symptom.

Bei Vorliegen einer Akuterkrankung mit vorübergehendem Verwirrtheitszustand darf eine Demenzdiagnose nicht gestellt werden. Auch müssen stets andere Ursachen für die Gedächtnisverschlechterung und Orientierungsprobleme ausgeschlossen werden. Dazu gehören unter anderem auch falsch dosierte Medikamente.

Demenzkriterien nach den ärztlichen Diagnosemanualen DSM IV oder ICD 10
- Gedächtnisverschlechterung (obligat)
- Verschlechterung gegenüber früherem Niveau
- Verlauf über mindestens 6 Monate

Zur Beeinträchtigung des Gedächtnisses muss noch mindestens eine der folgenden Störungen hinzukommen:
- Aphasie (Störung der Sprache)
- Agnosie (Unfähigkeit, Gegenstände zu identifizieren bzw. wieder zu erkennen)
- Apraxie (beeinträchtigte Fähigkeit, motorische Aktivitäten auszuführen) Verschlechterung exekutiver/motorischer Fähigkeiten (Planen, Organisieren, Einhalten einer Reihenfolge)

Ein vorübergehender Verwirrtheitszustand (Delir) muss ausgeschlossen werden.

Untersuchungen bei Verdacht auf Demenz
Die Diagnose einer Demenz ist eine komplexe Angelegenheit. Zunächst braucht der behandelnde Arzt Angaben zur Vorgeschichte (Anamnese) und zu möglichen Medikamenten, die regelmäßig genommen werden. Zu diesen Themen werden auch die Angehörigen befragt, ebenso zu ihren Beobachtungen (Gedächtnisproblem, andere Schwierigkeiten).

Daran schließen sich körperliche Untersuchungen, EKG, Blut- und Urinchecks an, um andere Erkrankungen wie Vitamin B12-Mangel, Stoffwechselstörungen der Schilddrüse, Depressionen, Nebenwirkungen von Medikamenten auszuschließen. Mit kognitiven und psychologischen Tests wie dem Uhrentest und dem Mini-Mental-Status-Test (MMST) werden Denkvermögen, Sprache und Wahrnehmungsfähigkeit geprüft. Hinzu kommen bildgebende Verfahren wie Röntgenaufnahmen vom Kopf.

Der Uhrentest ist ein in der Routine häufig eingesetzter Test. Dabei wird die Testperson gebeten, in einen leeren Kreis eine Uhr einzuzeichnen und die Uhrzeit „10 Minuten nach 11" einzutragen. Der Test erlaubt Aussagen über Sprachverständnis, Arbeits- und Langzeitgedächtnis, semantische Kompetenzen, Konzentrationsfähigkeit, optisch-visuelle Fähigkeiten und Handlungskompetenz.

Der Mini-Mental-Status Test (MMST) erfasst zeitliche und örtliche Orientierung, überprüft die Gedächtnisfunktionen, Rechenleistung, Sprachverständnis, die exekutiven Fähigkeiten und die Möglichkeit der visuellen Rekonstruktion (Nachzeichnen einer Figur). Bei diesem Test sind maximal 30 Punkte erreichbar.

Auswertung MMST

30–27 Punkte	keine Demenz
26–18 Punkte	leichte Demenz
17–10 Punkte	mittelschwere Demenz
≤ 9 Punkte	schwere Demenz

Uhrentest: Beispiel eines Erkrankten

Weiterhin werden mit Hilfe verschiedener Testverfahren die Alltagsfähigkeiten (ADL) möglichst im vertrauten Umfeld beurteilt und ein EEG geschrieben. Je nach Ergebnis schließen sich eine Rückenmarkspunktion für die Untersuchung der Gehirnflüssigkeit (Liquoranalyse) und eine Ultraschalluntersuchung der Halsgefäße an.

Viele Menschen, Betroffene wie Angehörige, scheuen die Diagnose. Aber eine Diagnose ist wichtig.

Eine oft gestellte Frage ist, wie eine Diagnose mitgeteilt werden soll. Schließlich gibt es das Recht auf Information, aber auch das Recht auf Nichtwissen. Wichtig ist, dass die Betroffenen selbst einbezogen werden und zu Worte kommen und nicht nur auf die Meinung der Angehörigen gehört wird.

Wichtig ist auch, dass die Aufklärung über eine Erkrankung stets mit einem Angebot zu Begleitung und Information über die notwendigen Hilfen und rechtlichen Dinge kombiniert wird.

Eine Diagnose
- gibt Gewissheit.
- gibt dem Erkrankten die Chance, den Verlauf (Behandlung, etc.) mit zu entscheiden und Vorsorge zu treffen, über Erbschaften zu klären und was ihm sonst noch wichtig ist.
- ermöglicht gemeinsam mit den Angehörigen über das Krankheitsbild und seine Auswirkungen zu reden.
- ermöglicht eine frühzeitige Therapie mit der Chance, dass die eigenen Fähigkeiten durch die Behandlung länger erhalten bleiben.

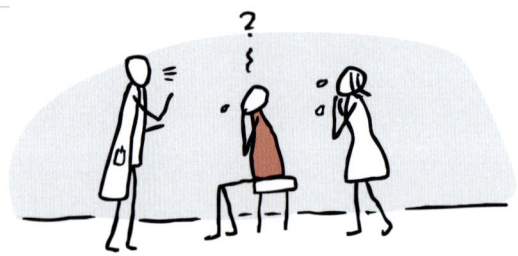

Demenz – Welche Therapien gibt es?

Demenzerkrankungen sind noch nicht heilbar, können jedoch behandelt werden. Sie schreiten voran. Der Arzt nennt das progressiv. Bei einigen schneller, bei anderen langsamer. Bei manchen Menschen dauern sie zehn Jahre und länger.

In der Medizin sind heute sogenannte Leitlinien zur Behandlung von Erkrankungen richtungsweisend. Diese Leitlinien greifen auf groß angelegte internationale Studien zurück und fassen die aktuellen wissenschaftlichen Erkenntnisse für die praktische Tätigkeit der Haus- und Fachärzte zusammen.

Ziel der Therapie der Demenzerkrankung ist die Verlangsamung des Verlaufs im frühen und mittleren Stadium, der Erhalt der Alltagskompetenz, Lebensqualität und Selbständigkeit mittels verschiedener medizinischer und nichtmedikamentöser Therapieverfahren.

Der Schwerpunkt liegt bei den nicht-medikamentösen Formen, die Erkrankten wie Angehörigen das Leben erleichtern sollen. Die Leitlinien beziehen ausschließlich auch ausdrücklich das Mitwirken der Angehörigen mit ein.

Therapie-Ziele
- Linderung der Symptome und Leistungseinbußen/Ausgleich von Defiziten
- Verzögern des Fortschreitens der Symptome
- Erhalten und Fördern der Fähigkeiten/Ressourcen der Erkrankten
- Verbessern des Wohlbefindens von Erkrankten und Angehörigen

Nicht-medikamentöse Therapieformen

Zu den nicht medikamentösen Behandlungs-
ansätzen zählen unter anderem ergo- und
physiotherapeutische Maßnahmen, tages-
strukturierende Angebote, Milieu-, Musik-
und Kunsttherapie und vieles mehr (vgl.
S. 53), die alle individuell angepasst werden müssen. Welches Angebot für welchen
Menschen hilfreich ist, wird unter anderem
durch seine Interessen und Möglichkeiten
bestimmt.

**Nicht-medikamentöse Therapieformen
(eine Auswahl):**

- Gestaltung des Milieus/die
  Orientierung fördernde Umgebung
- Fördernde Aktivitäten
- Tagestrukturierung mit festen
  Essenszeiten und ausreichender
  körperlicher Bewegung
- Regelmäßiger Schlaf-Wachrhythmus
- Angepasste Ernährung
- Biografiearbeit
- Musische Angebote wie Singen,
  Tanzen und Malen
- Eine gute Kommunikation und
  Begegnung

Medikamente bei Demenz

Viele Menschen hoffen auf ein Medikament,
das den Abbauprozess im Nervensystem
positiv beeinflusst, den Krankheitsverlauf
stoppt und die bereits vorhandenen Symptome beseitigt. Solch ein Medikament ist
derzeit noch nicht vorhanden. Der Unter-
gang von Nervenzellen kann bisher nicht
verhindert werden.

Es gibt jedoch in begrenztem Maß Medikamente, die den Informationsfluss innerhalb
des Nervensystems stabilisieren. Dadurch
lässt sich die Geschwindigkeit des Abbaus
der Wahrnehmungsfähigkeiten und Alltagskompetenzen über einen Zeitraum von ein
bis zwei Jahren verzögern. Angriffspunkt
sind die Botenstoffe der Transmitter-
systeme. Sie sind bei der Informationsüber-
tragung von hoher Bedeutung und bei der
Demenzerkrankung gestört.

Neben diesen Medikamenten ist jetzt neu in
die ärztlichen Leitlinien ein Spezialextrakt
von den Blättern des Gingkobaums aufge-
nommen worden. Es verbessert anscheinend
die Kognition und weitere, mit einer Demenz
verbundene Symptome.

Alle diese Medikamente dienen der
Symptomlinderung, nicht der Heilung.

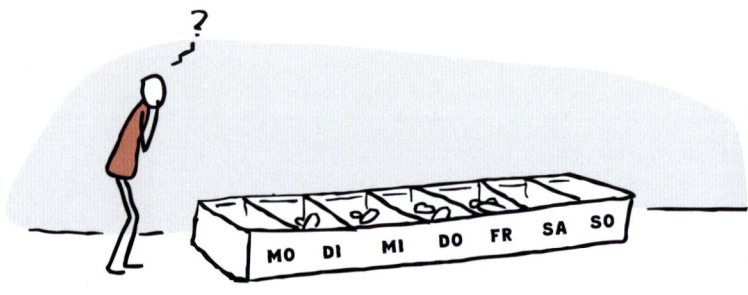

Alzheimer Erkrankung

Bei der Alzheimer Erkrankung werden in der leichten bis mittelschweren Phase Medikamente eingesetzt, die den entstehenden Mangel an Acetylcholin ausgleichen sollen. Das sind Donepezil, Rivastigmin oder Galantamin (Aricept, Exelon, Reminyl). Sie werden einschleichend über mehrere Wochen unter ärztlicher Aufsicht gegeben.

Bei einem mittelschweren bis schweren Krankheitsbild werden dann auch Memantine (Axura, Ebixa) eingesetzt, die auf einen weiteren Transmitterstoff, das Glutamat, einwirken, das zu stark erhöht ist. Gelegentlich werden auch Donepezil und Memantine in dieser Krankheitsphase kombiniert.

Wie alle Medikamente haben auch diese gelegentlich unerwünschte Nebenwirkungen, unter anderem Übelkeit, Verdauungsstörungen, Unruhezustände, und auch Wechselwirkungen mit anderen Medikamenten. Von daher ist eine enge Zusammenarbeit mit dem Hausarzt sinnvoll.

Alle erwähnten Substanzen lassen nach einiger Zeit in ihrer Wirkung nach. Es hat sich gezeigt, dass sich die Fortführung der Behandlung auch in der Phase der schweren Demenz trotzdem lohnen kann, weil sie die Funktionen, die im Alltag benötigt werden, unterstützen.

Andere Demenzformen

Bei hochaltrigen Menschen finden sich häufiger neben der Alzheimer Demenz krankhafte Gefäßveränderungen, die die Demenz mit beeinflussen. Hier wird deshalb neben der beschriebenen Alzheimer-Medikation darauf geachtet, das Gefäßsystem durch entsprechende Medikamentengabe zu unterstützen.

Bei der die Parkinson-Erkrankung begleitenden Demenzsymptome und auch bei der Lewy body Demenz kann Rivastigmin die Wahrnehmungsfähigkeit unterstützen. Bei der Frontotemporalen Demenz sind diese Medikamente allerdings wirkungslos.

Gefäßbedingte Demenz

Aktuell gibt es kein Medikament, um die vaskuläre Demenz zu heilen. Bei jüngeren Menschen scheint eine wirkungsvolle Blutdrucksenkung nach Schlaganfällen das Risiko, eine Demenz zu entwickeln, entscheidend zu minimieren.

Einige Medikamente, die bei der Alzheimer Erkrankung zur Symptomlinderung eingesetzt werden, scheinen auch hier zu wirken. Der Schwerpunkt bei dieser Demenzform liegt jedoch auf der Verminderung des Risikos von weiteren Schlaganfällen und einer Verschlechterung der Erkrankung. Ein gesunder Lebensstil mit ausgewogener Ernährung, Vermeiden von Übergewicht, körperlicher Bewegung, Nichtrauchen, Kontrolle von Blutdruck und Blutzucker ist besonders wichtig.

Wie bei allen anderen Demenzformen auch ist das Hauptziel der Erhalt der Lebensqualität. Das bedeutet, dass Stress reduziert und Entspannungstechniken eingeübt werden sollten. Des Weiteren sind das Einhalten der gewohnten Alltagsroutine und der Erhalt sozialer Aktivitäten und Kontakte wichtig, um dem Fortschreiten des Gedächtnisverlustes entgegenzuwirken und die erkrankte Person zu stabilisieren.

Weitere Erkrankungen

Die meisten Menschen erkranken an einer Demenz in einem Lebensalter, in dem gehäuft weitere Erkrankungen wie Diabetes, Fettstoffwechselstörungen, Vitamin B12 Mangel, Bluthochdruck und Herz-Kreislauferkrankungen auftreten. Außerdem werden oft Ernährungsdefizite und ein mangelhaft ausgeglichener Flüssigkeitshaushalt beobachtet. Da diese Dinge sich negativ auf die Gehirnleistung auswirken können, ist es wichtig, auch sie zu behandeln. Deshalb ist es besonders wichtig, den Gesundheitszustand regelmäßig überprüfen zu lassen.

Problematisch ist, dass viele Erkrankte vor allem im fortgeschrittenen Stadium keine Auskünfte mehr geben können, wie es ihnen geht. Das kann ein Grund sein, warum Schmerzen oft nicht erkannt werden. Studien weisen darauf hin, dass Demenzkranke nur halb so oft eine Schmerztherapie erhalten wie andere Patienten.

Auch andere akute Erkrankungen werden immer wieder übersehen. Deshalb sind die Angehörigen oder pflegenden Bezugspersonen in ihrer Beobachtung besonders gefragt. Sie erkennen meist als erste Auffälligkeiten, Unruhe oder untypische Reaktionsmuster, denen nachgegangen werden sollte.

Demenz – Was kann man vorbeugend tun?

Es sind heute verschiedene Risikofaktoren bekannt, die das Entstehen einer Demenzerkrankung begünstigen. Dazu zählen unter anderem allgemeine Veränderungen der Blutgefäße durch zu hohen Blutdruck und Herz-Kreislauferkrankungen. Diese werden verursacht durch Blutzuckererkrankungen (Diabetes), einen hohen Cholesterinspiegel, Übergewicht, Alkoholmissbrauch, Rauchen, Stress und mangelnde Bewegung. Aber auch Einsamkeit, mangelnde Bildung und sozialer Rückzug scheinen eine Rolle zu spielen.

Von daher sind eine gesunde Lebensweise mit ausgewogener Ernährung (viel Obst und Gemüse, Getreideprodukte, Olivenöl und Fischprodukte) und viel Bewegung (Sport) wichtig. Zudem haben soziale Kontakte, das Pflegen von Hobbys und Interessen, lebenslanges Lernen und die Kontrolle der Risikofaktoren vorbeugende Wirkung. Je eher damit begonnen wird, umso besser. Interessanterweise kommt es bei den sozialen Kontakten weniger darauf an, wie viele man davon hat, sondern wie gut sie sind.

Entscheidend für das Gedächtnis und das Erlernen von neuen Dingen ist die Anzahl der Synapsen, die für Informationsverarbeitung im Gehirn zuständig sind. Körperliche Fitness in Kombination mit Erlernen von neuen Dingen und Kommunikation führen zur Zunahme an Synapsen und zur Entwicklung neuer Nervenzellen und damit letztlich zu einer biologischen und geistigen Verjüngung.

Prävention
- Gesunde Ernährung
- Bewegung und Sport
- Vermeiden von Rauchen und Übergewicht
- Pflegen von Hobbys
- Soziale Aktivitäten und Kontakte
- Bildung/lebenslanges Lernen

Mit anderen Worten: die Prävention einer Demenz ist ein lebensbegleitendes Thema. Je stärker die vorbeugenden Maßnahmen den individuellen Interessen angepasst und in die eigene Lebenswelt integriert werden, umso größer die Wahrscheinlichkeit, dass sie nachhaltig umgesetzt und Erfolg haben werden.

Davon lässt sich allerdings im Umkehrschluss nicht ableiten, dass der Einzelne nicht trotzdem an einer Demenz erkranken wird. Möglicherweise führt eine gesunde Lebensweise jedoch dazu, dass eine Demenz selbst wenn sie eintritt milder verläuft oder auch besser bewältigt werden kann.

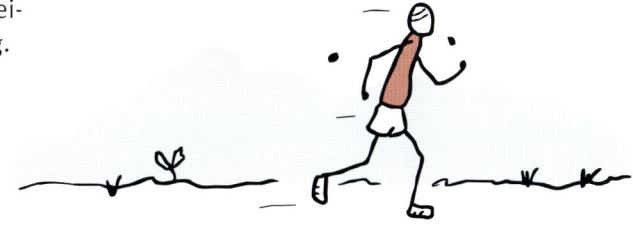

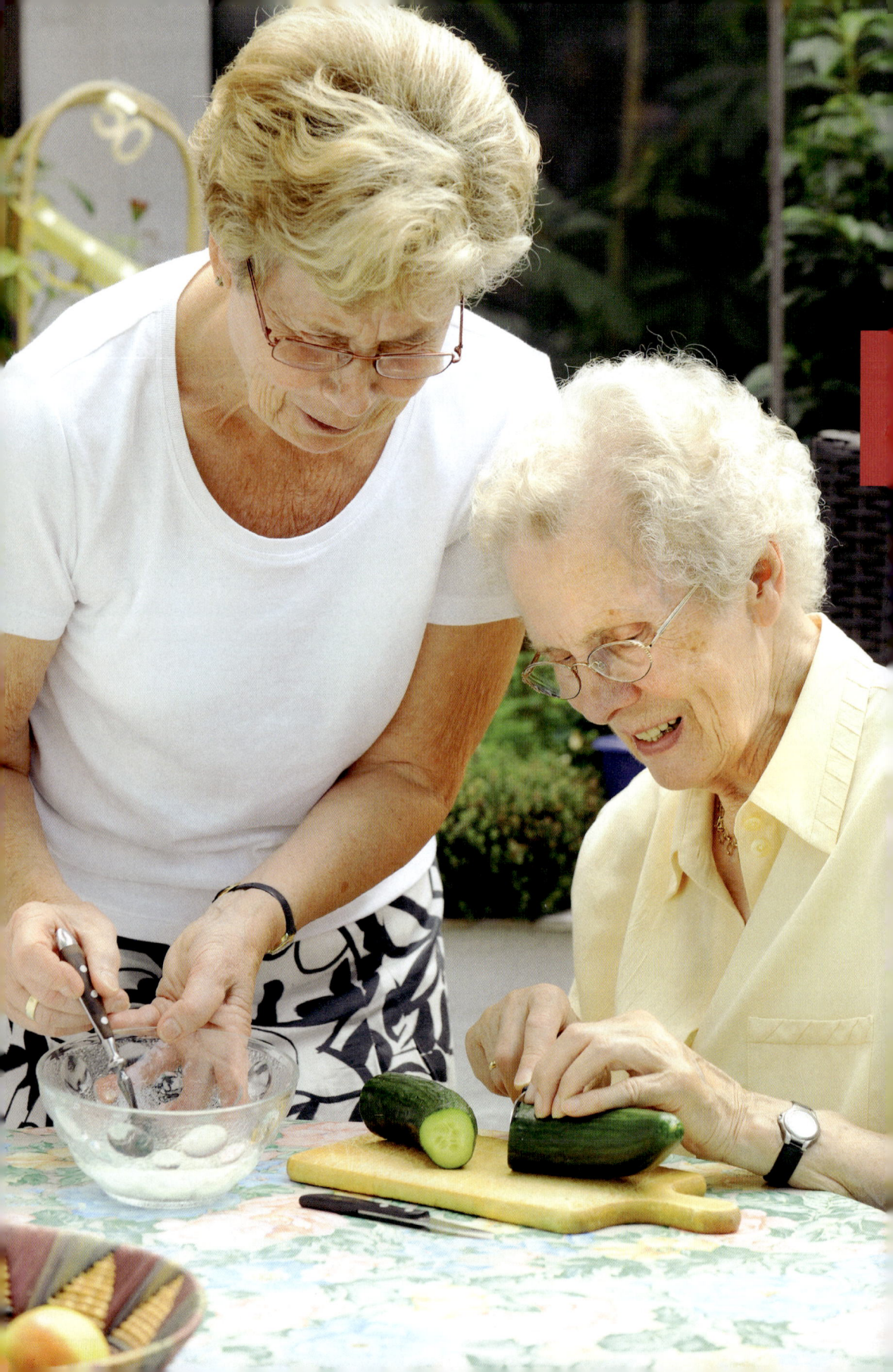

Alltag

- An der Lebensgeschichte andocken
- Einander begegnen
- Partnerschaft und Sexualität erleben
- Milieu entwickeln
- Mahlzeiten gestalten
- Körper und Zähne pflegen
- Autofahren klären

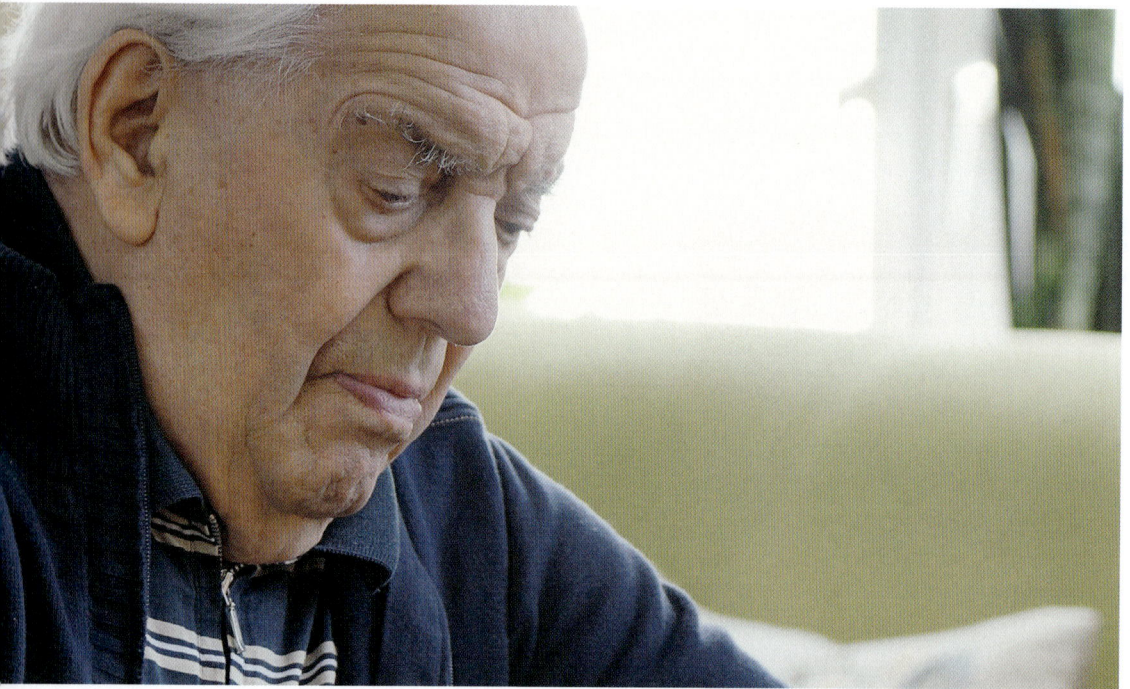

Jeder von uns steht jeden Tag neu vor der Aufgabe, sein Leben zu bewältigen.

Vieles dabei ist so selbstverständlich, dass wir kaum darüber nachdenken: Aufstehen, zu Bettgehen, Duschen, Essen, Fernsehen und die eigene Freizeit gestalten oder auch sich verlieben und Zärtlichkeiten austauschen.

Für Menschen mit einer Demenz wird das zunehmend eine Herausforderung. Je weiter die Erkrankung fortschreitet, desto mehr sind sie auch in all diesen Bereichen auf Hilfe angewiesen. Ob beim Einkaufen, bei der Körperpflege oder später beim Toilettengang: sie brauchen Unterstützung.

Demenz wirft Fragen auf:
- Wie kann es gelingen, den notwendigen Respekt zu wahren?
- Was bedeutet es, dem einzelnen Menschen Teilhabe am Alltag selbständig und selbstbestimmt zu ermöglichen?
- Wie können Menschen mit einer Demenz eine erfüllte Partnerschaft und Sexualität erleben?
- Welche Unterstützung benötigen sie durch Nahestehende?
- Was hilft ihnen und gleichzeitig denjenigen, die für sie da sind?
- Wie unterscheiden sich Männer und Frauen in ihrem Hilfebedarf?

An der Lebensgeschichte andocken

Unabhängig davon, in welchem Lebensalter ein Mensch an einer Demenz erkrankt, schaut er stets auf ein gelebtes Leben zurück. Sein Gedächtnis ist angefüllt mit einer Vielfalt an Erinnerungen, persönlichen Erfahrungen und Kompetenzen. Das können gute wie schlechte, humorvolle wie traurige, erschreckende und ermutigende Erinnerungen sein, die im Verborgenen auf ihren Abruf warten.

Oft erleben Familien, wie bei festlichen Anlässen die Älteren unter ihnen zu erzählen beginnen, wie früher Geburts- und Namenstage, Hochzeiten, Weihnachten und Jubiläen gefeiert wurden. Dann geht es nicht nur um das Festmenü, sondern auch um Kleidung, Dekorationen, Ehrungen, Gäste, Gespräche und was sonst noch in der Erinnerung hängen geblieben ist. Bei anderen Gelegenheiten erklingen Geschichten aus dem Alltag, dem Berufsleben und von Begebenheiten, die eng mit der Zeitgeschichte verbunden sind.

Mit diesen Erinnerungen sind unterschiedliche Sinneserfahrungen verbunden, die wieder an die Oberfläche gelangen. Der Geruch frisch gebackenen Brotes, der Duft von Tannenzweigen, Dunkelheit, eine Ansichtskarte, ein Lied, eine Aktentasche oder vertraute Gegenstände wie eine alte Kaffeemühle können Auslöser dafür sein.

Für Menschen, die durch ihre Erkrankung in der Gegenwart große Mühe haben, sich an Begebenheiten zu erinnern, die gerade abgelaufen sind, eröffnen diese Erinnerungen, Räume, in denen sie sich sicher fühlen und agieren können. Es ist, als ob eine Schatztruhe sich öffnet und den Blick in eine Welt frei gibt, in der sie mit ihren Kompetenzen geschätzt und gewürdigt werden. Die in der Schatztruhe bewahrten Erinnerungen sind gleichsam die Wissensbasis, die es ihnen ermöglicht, ihre Aufgaben im Hier und Jetzt zu bewältigen.

**In der Schatztruhe liegen
Erinnerungen an**
- die eigene Familie
- Kindheitsbegebenheiten
- Schule und Ausbildung
- Beruf
- Erkrankungen
- Gewohnheiten/Gepflogenheiten
- Interessen/Hobbys
- Reisen

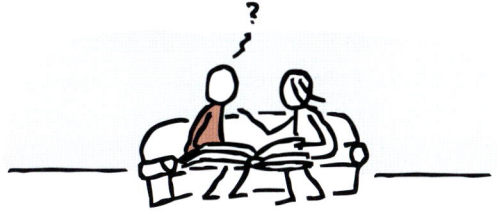

„Ich kann mehr als Du denkst."

Menschen mit einer Demenzerkrankung erleben häufig, dass mit der Diagnose das Vertrauen ihrer Umgebung in noch vorhandene Kompetenzen dahin schwindet und sie am Leben nur noch als Zuschauer teilhaben dürfen. Dieser gesellschaftliche „Ausschluss" verstärkt die krankheitsbedingte Verunsicherung und führt letztlich durch den entstehenden Stress zu einer Verschlechterung der noch vorhandenen Fähigkeiten.

> **Maria M. (77)** hat viele Jahre als Köchin gearbeitet. Nun darf sie daheim keine Kartoffeln mehr schälen, weil die Angehörigen Sorge haben, sie könnte sich am scharfen Küchenmesser verletzen. Sehr überrascht reagieren ihre Angehörigen, als Maria in einer Tageseinrichtung für Menschen mit einer beginnenden Demenz tagtäglich souverän, fix und voller Stolz die Kartoffeln für die gesamte Gruppe schält. „Das ist unsere beste Kraft.", so der Tenor der Mitarbeiter, „Wir beobachten mit großer Freude, wie sie von Tag zu Tag selbstbewusster wird und alle anderen an ihrem Erfolg teilhaben lässt."

Indem an der Lebensgeschichte, den Erinnerungen und den im Laufe des Lebens erworbenen Fähigkeiten angedockt wird, wendet sich der Blick dem zu, was noch vorhanden und möglich ist. Das hilft Erkrankten wie Angehörigen.

> **William S. (92)** war Zeit seines Lebens ein großer Mathematiker, der als Universitätsdozent bei seinen Studenten wegen seiner verständlichen Herleitung von Beweisen sehr beliebt war. Seit drei Jahren ist er an der Alzheimer Demenz erkrankt. Jeden Morgen sitzt er nach dem Frühstück an seinem Schreibtisch und leitet stets die gleiche Formel ab. Anschließend schreibt er an seine – mittlerweile verstorbenen – Kollegen Briefe über den gefundenen Beweis und gibt sie seiner Tochter mit zur Post. Nachmittags ist er meist sehr erschöpft und verbringt die Zeit in seinem Lehnstuhl. Abends fragt er dann seine Tochter: „Haben Sie etwas von meiner Tochter gehört? Sie war schon lange nicht mehr zu Besuch."

Gerade wenn die Welt aus den Angeln zu geraten scheint, sind typische Tagesabläufe Haltepunkte und Anregung zugleich: das „normale Frühstück", vertraute Gegenstände und Handlungen, die Erinnerungen wecken. Hilfreich ist, wenn die Angehörigen sich lieb gewordener Gewohnheiten erinnern, das Tischgebet, die „Zubettgeh-Zeremonie", die Freunde auf den Fotos und die dazu gehörenden Geschichten kennen und um die bevorzugten Lieder wissen. Da ist ein persönliches Tagebuch hilfreich, in dem Vorlieben, Erinnerungen und Ereignisse aus dem bisherigen Leben oder aktuelle Geschehnisse festgehalten sind.

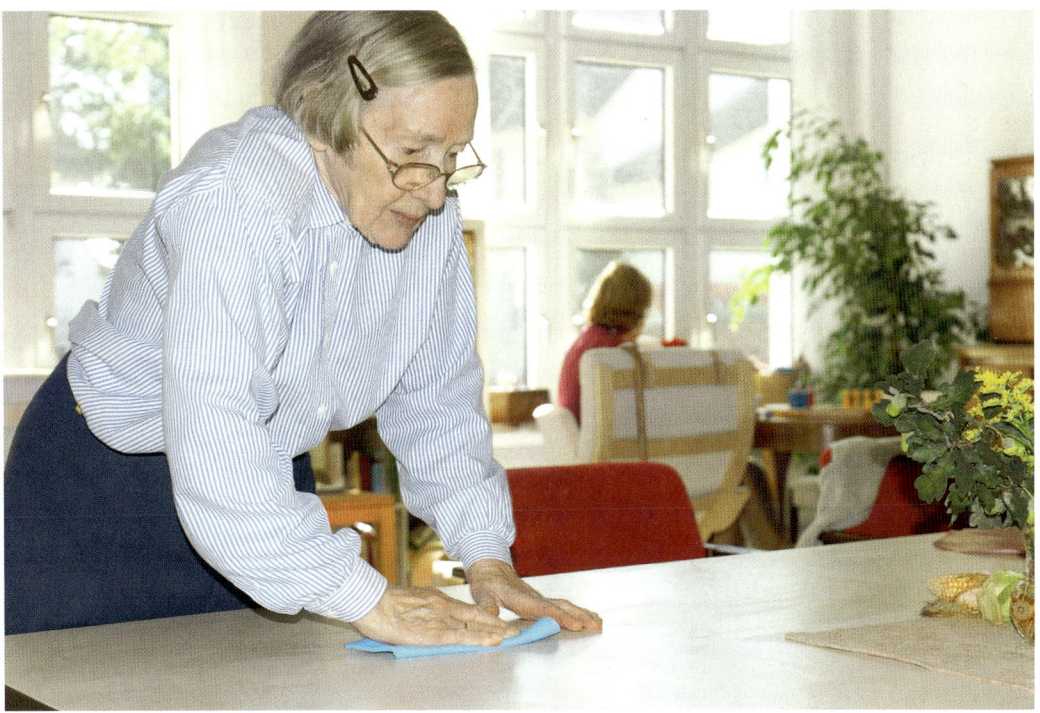

Vertraute Tätigkeiten

Vorsicht ist allerdings bei der Deutung geboten. Nur weil jemand Zeit seines Lebens gerne Bratwurst gegessen hat, muss das noch lange nicht heißen, dass das jetzt immer noch die bevorzugte Speise ist. Und der morgendliche Frühsport kann vielleicht auch nur eine gut gepflegte Pflichtübung aus der Militärzeit sein, der sich der erkrankte Mensch jetzt nicht mehr verbunden fühlt.

Traumatische Erinnerungen

Viele ältere Menschen sind geprägt durch nicht verarbeitete Kriegserinnerungen und damit verbundene Leiden, die wieder an die Oberfläche kommen. Auch Unfälle, seelisch aufreibende Erlebnisse wie der Verlust eines Kindes oder Missbrauchserfahrungen können prägend für das ganze Leben sein. Die Experten sprechen von posttraumatischen Belastungsstörungen.

Dann kann es in Situationen zu Stressreaktionen kommen, die scheinbar unverständlich sind. Die samstägliche Sirene um 12 Uhr löst eine Blutdruckkrise aus, weil sie an die Bombennächte erinnert. Das gebrochene Deutsch einer Pflegekraft erinnert an Erlebnisse in der Gefangenschaft und führt zur Ablehnung der Person. Der Duft von Leder erinnert an die Zwangsarbeit in der Fabrik und mündet in ein Verweigern der nach Leder riechenden neuen Schuhe.

Wie schnell wird aber auch etwas in ein Erschrecken hinein interpretiert und mit der Biografie gedeutet, was seine Ursache im Hier und Jetzt hat.

Helga B. (89) schaut gemeinsam mit ihrer Tochter die Nachrichten. Als Bilder aus Kriegsgebieten gezeigt werden, wird sie unruhig und versucht, aus ihrem tiefen Sessel aufzustehen. Ihre Tochter hat Sorge, dass diese Bilder sie an eigene Kriegserlebnisse erinnern und schaltet den Fernseher aus. Trotzdem wird Helga nicht ruhiger. Erst als die Tochter etwas später Helga ins Bett begleitet, fällt ihr auf, dass ihre Mutter sich den abendlichen Tee über die Hose gegossen und im Nassen gesessen hat.

Häufige Symptome bei posttraumatischen Belastungsstörungen:

- Angst
- Unruhe
- Gedächtnis- und Konzentrationsstörungen
- Aggressivität
- Depressionen
- Halluzinationen
- Misstrauen

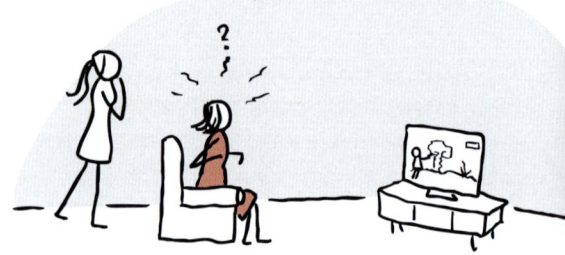

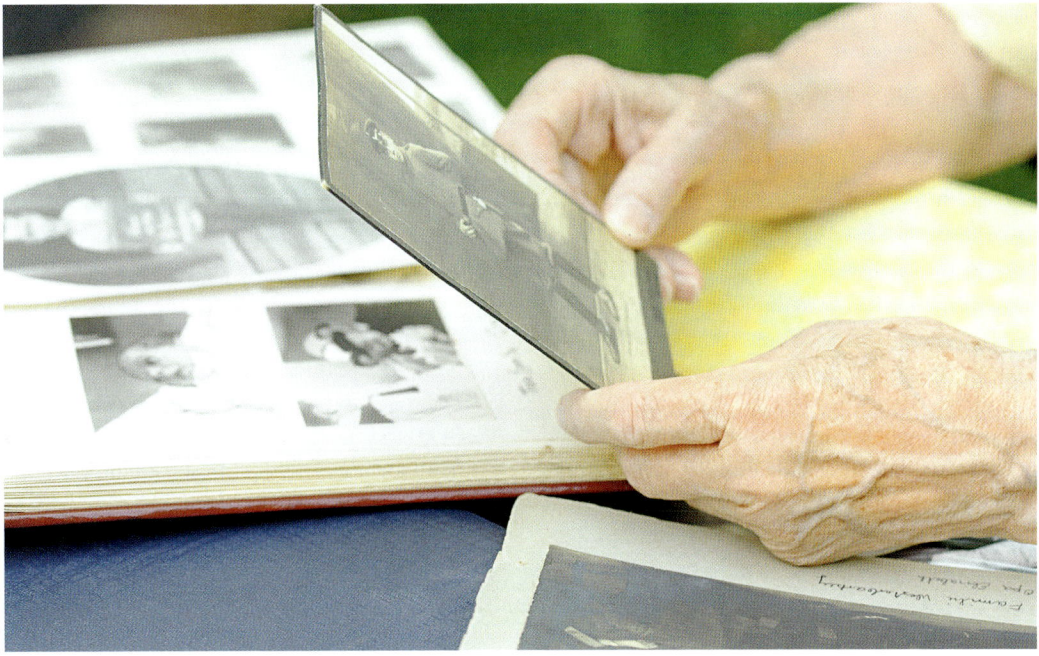

An der Lebensgeschichte andocken

Versuch und Irrtum

Eine möglichst früh einsetzende Biografiearbeit hilft vor allem auch in späteren Phasen der Demenz, die Schlüsselinformationen
nutzbar zu machen. Es braucht natürlich
auch Geschichtskenntnisse, Fingerspitzengefühl und Kontinuität in der Begleitung.

Nicht immer stehen jedoch Angehörige zur
Verfügung, die Auskunft zur Biografie geben
können. Sei es, weil es keine Angehörigen
mehr gibt, sei es, weil der Kontakt sich ge-
lockert hat oder auch der Erkrankte seinen
Angehörigen den Blick in sein Leben und
seine Gefühlswelt verwehrt hat. Dann spielen allgemeine Biografiedaten eine Rolle.
Also die Frage nach dem, was in einer bestimmten Lebensphase für viele Menschen
prägend war, gesellschaftlich, politisch, in
der Musik, im Freizeitbereich, und wie
dieses Wissen genutzt werden kann.

Dabei darf die Frage des Geschlechts nicht
außer Acht gelassen werden. Auch hier gilt,
dass nicht alle Männer sich für Fußball, Skat,
Autos und Heimwerkerarbeiten interes-
sieren. Hier gilt das Prinzip „Versuch macht
klug". Sprich: etwas anbieten und schauen,
wie der Erkrankte darauf reagiert.

„Ich bin doch noch ich."

Einander begegnen

Menschen sind von Geburt an als soziale Wesen angelegt. Sie wollen in Beziehung treten, wahrgenommen und wertgeschätzt werden. Sie möchten jemanden an ihrer Seite wissen, vor allem in Phasen, in denen es ihnen nicht besonders gut geht. Das ist unabhängig von der Möglichkeit, über das gesprochene Wort miteinander in Kontakt zu treten.

Jeder hat das vielleicht schon erlebt – am Bahnhof oder in einem anderen Land –, wenn jemand in einer unbekannten Sprache nach dem Weg fragt. Selbst wenn es nicht gelingt, das Anliegen zu verstehen, schaffen eine positive Haltung und ein freundliches Lächeln über alle Barrieren hinweg Kontakt und eröffnen Raum für Begegnung und oft auch für die Lösung des Problems.

Kommunikation ist erlernbar
Gute Kommunikation ist eine Kunst, die erlernt werden will. Jeder Mensch ist einzigartig und hat seine Eigenarten, Erfahrungen und Erlebnisse, die unsichtbar bei jeder Kommunikation mitschwingen. Kommunikation funktioniert keineswegs immer gleich.

Je nach Tagesform und Stimmungslage reagiert jeder auf dieselbe Ansprache zuweilen sehr unterschiedlich. Und: es gibt nicht den richtigen oder den falschen Weg. Es ist ein vorsichtiges Herantasten, und mancher Weg ist mit Fettnäpfchen gepflastert.

Viele Menschen sind froh und dankbar, wenn jemand bei ihnen sitzt und ihnen einfach nur aufmerksam zuhört. Oft sind es Geschichten, die die Angehörigen schon viele Male gehört haben und fast im Wortlaut kennen, die aber für Besucher faszinierend sein können, weil sie von einem gelebten Leben erzählen.

Mögliche Einflüsse auf die Kommunikation
- Persönlichkeit
- Hörprobleme
- Sprachverständnis
- Biografie
- Erkrankungen (Fieber, Schmerzen, Depression)
- Umgebung (Geräuschpegel, fremde Umgebung)
- Zu viele „Zuhörer"
- Ablenkung durch Musik, Fernseher, etc.
- Stimmung (Freude, Trauer, Sorgen)
- „Morgenmuffel" oder „Nachteule"

„Nimm mich wahr."

Menschen mit Demenz unterscheiden sich nicht von anderen Menschen. Sie wollen zu Wort kommen und gehört werden. Sie wollen nicht hinter ihrer Krankheit verschwinden. Sie sind wie alle anderen in der Lage, eine gute Kommunikation zu pflegen.

Je offener und leichter Menschen mit einer Demenz begegnet wird, umso besser gestaltet sich die Begegnung. Mit ihnen nicht über sie reden ist das Ziel. Das bedeutet auch, sich Zeit zu nehmen, zuzuhören und verwirrende Situationen nicht persönlich zu nehmen, sondern unter den Vorzeichen der Erkrankung zu sehen.

Maria und Hermann, ein leidenschaftlicher Sportler, haben sich erst spät in ihrem Leben kennen gelernt und ineinander verliebt. Nach reiflichem Überlegen und vielen Gesprächen haben sie sich vor den Traualtar begeben. Drei Monate später hat Hermann aus heiterem Himmel einen schweren Schlaganfall. Nach langer Reha ist er wieder zuhause und fast wieder der Alte. Bis auf sein Sprachverständnis und seine Auffassungsgabe. Das führt zu vielen Konflikten und Streitereien. Wenn Maria ihn bittet, Marmelade aus der Küche zu holen, taucht er nach längerer Zeit wieder auf und bringt den Spüllappen mit. Beim Aufräumen des Kellers hat er Marias Postkartensammlung in die Mülltonne entsorgt. Wenn Maria dann mit ihm schimpft, steht er hilflos vor ihr, was sie noch wütender macht. „Wenn du mich lieben würdest, dann … ."

Interessant wird es, wenn plötzlich jemand in der Sprache seiner Kindheit spricht. Das kann die Mundart sein, die im Elternhaus gesprochen wurde oder aber auch eine andere Sprache, die in der Jugend oder später im Berufsalltag erlernt und benutzt wurde. Da können wunderbare Konversationen entstehen.

Anna K. (99) lebt schon einige Jahre in einer Pflegeeinrichtung. Manchmal verschläft sie die Tage. Wenn sie ihre wachen Phasen hat, wird sie lebendig wie ein junges Mädchen. Als eines Tages ein neuer, aus Südfrankreich stammender Pfleger in den Wohnbereich kommt, spricht Anna ihn in fließendem Französisch an. Keiner weiß zunächst, wieso sie in einer anderen Sprache spricht, die ihr niemand zugetraut hat. Dann stellt sich heraus, dass der neue Pfleger bei der Abendpflege leise französische Kinderlieder singt.

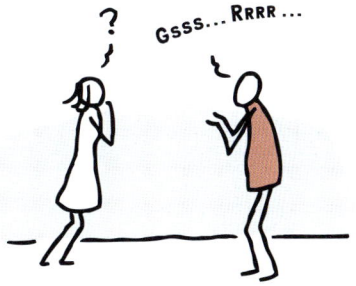

Kontakt halten

Wenn es auf Grund des Krankheitsbildes immer schwieriger wird, im Gespräch zu bleiben, ist es umso wichtiger, den Kontakt zu halten und die Betroffenen nicht auszugrenzen. Durch die Art und Weise, wie ihnen begegnet wird, kann es gelingen, bis zum Ende eine tiefe menschliche Verbindung aufrecht zu erhalten.

Viele Menschen denken, dass das gegenseitige Verständnis davon abhängig ist, dass man eine gemeinsame Sprache spricht. Doch das ist nur ein Teil der Kommunikation. Vieles läuft eher auf der gefühlsmäßigen Ebene ab. Menschen mit einer Demenz sind ausgesprochen sensibel und haben gute Antennen für Stimmungen und Gefühle. Sie „erspüren" unausgesprochene Spannungen, Konflikte, Stress oder Ängste und reagieren darauf. Deshalb ist es wichtig, sich um eine ausgeglichene Atmosphäre zu bemühen, keinen Stress oder Eile zu zeigen, Tempo raus zu nehmen, und vor allem immer echt zu sein.

Menschen mit einer Demenz sind keine Kinder, auch wenn sie oft so behandelt werden. Ihr Verhalten ist für ihre Umgebung nicht immer verständlich, hat jedoch für sie selbst möglicherweise eine eigene Logik. Sie sind auch in der schweren Phase fähig, in Kontakt zu treten, vorausgesetzt, sie erhalten ausreichend Zeit.

Schwierig wird es, wenn Erkrankte vor allem im fortgeschrittenen Stadium keine Auskünfte mehr geben können, wieso sie sich in einer bestimmten Situation so verhalten. Dann sind Geduld und ein freundliches Ausharren gefragt.

Egal aber wie weit die Demenz fortgeschritten ist: je normaler den Menschen begegnet wird, umso besser die Kommunikation.

Rufen und Schreien

Eine große Herausforderung in der fortgeschrittenen Demenzerkrankung ist Rufen
und Schreien. „Hilfe, Polizei. Hilfe." Das
kann Angehörige und Pflegepersonen an
die Grenzen ihrer Belastbarkeit bringen. Da
kommt es vor allem auf eine gute Beobach-
tungsgabe und die Gestaltung der Beziehung an.

Gibt es auslösende Situationen oder ist
Schreien noch die einzige verbliebene Aus-
drucksform? Ist es Einsamkeit oder sind es
Schmerzen, die diese Reaktion provozieren?
Hat die Person Hunger oder Durst? Schreit
jemand permanent oder nur in bestimmten
Situationen? Tagsüber oder nachts? Hat die
Person Angst in der Dunkelheit? Stimmt
eventuell die Chemie zwischen Erkranktem
und Pflegendem nicht?

Es gibt verschiedene Möglichkeiten, auf –
auch unerklärbares – Schreien zu reagieren.
Nicht immer zeichnet sich eine Lösung ab. Es
kann sein, dass der Hausarzt vorübergehend
Medikamente verschreibt, die für Erkrankte
wie Personal zu einer Entlastung führen.

Petra M. (76) ist alleinstehend und lebt
seit einigen Jahren in einem Altersheim.
Mittlerweile ist sie kaum noch gehfähig.
An manchen Tagen lässt sie weder
körperliche Nähe noch Unterstützung
zu. Sie bleibt in ihrem Zimmer und ruft
beständig „Hallo." Für die Mitbewohner
und die Pflegekräfte ein an den Nerven
zerrender Zustand. Nun hat eine der
Alltagsbegleiterinnen beobachtet, dass
Petra ihr Rufen einstellt, wenn sie sich
zu ihr in den Raum setzt und leise singt.
Sie hat den Eindruck, dass Petra in
diesen Phasen Angst hat und deshalb
mit niemandem Kontakt aufnehmen will.
Sie scheint jedoch froh zu sein, wenn
sie diese Phase nicht allein durchleben
muss. Allerdings akzeptiert sie nicht
jede Person in ihrem Raum. Am ehesten
ist noch die Alltagsbegleiterin gelitten.

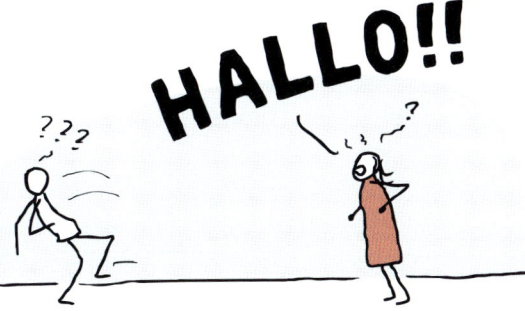

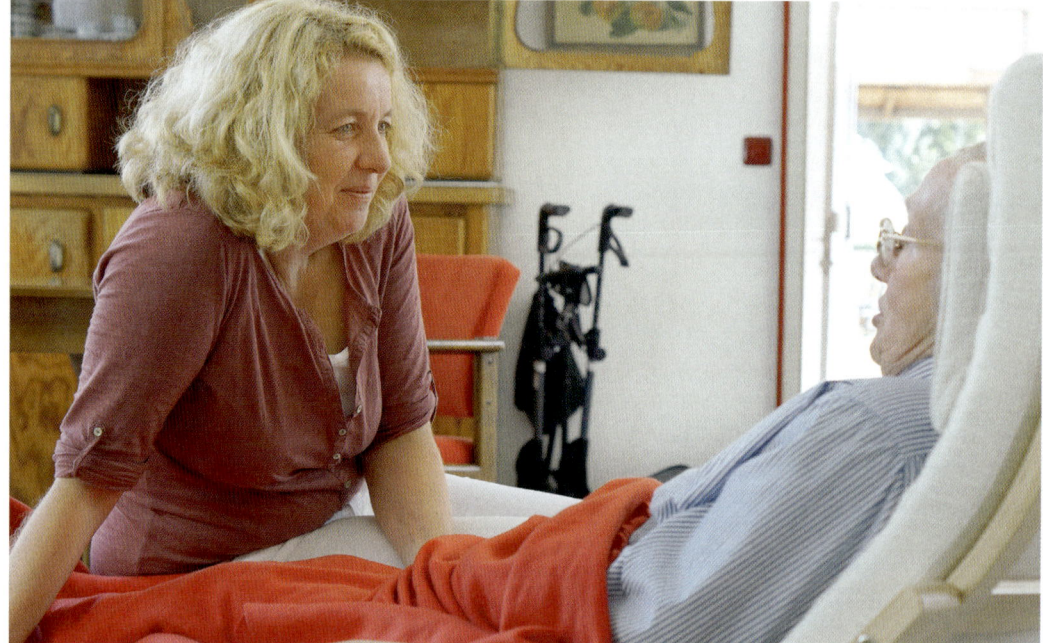

Im Gespräch bleiben

Tipps

Eine gute Begegnung – darauf kommt es an:

- Begegnen Sie einem Menschen mit Demenz wie jedem anderen Menschen – offen, freundlich und auf Augenhöhe.
- Stellen Sie eine sichere und vertraute Atmosphäre her.
- Nehmen Sie sich Zeit.
- Achten Sie auf die Körpersprache.
- Denken Sie daran, dass Menschen mit einer Demenzerkrankung auch Gefühle wie Trauer, Freude, Angst, Unruhe, Scham und Stolz haben.
- Respektieren Sie ihr „Revier" und achten Sie darauf, ob Körperkontakt erwünscht ist.
- Sprechen Sie klar und deutlich und in kurzen Sätzen.
- Stellen Sie nicht nur Fragen, sondern erzählen auch über sich selbst.
- Lassen Sie Ihrem Gegenüber Zeit und warten seine Reaktion ab.
- Vermeiden Sie Konfrontationen und versuchen Sie nicht, die Person zu korrigieren.
- Sprechen Sie niemals in Anwesenheit der erkrankten Person über sie mit anderen.
- Nutzen Sie ihr Herz und Ihren Verstand.
- Ja, und wenn gar nichts mehr geht, gönnen Sie sich eine Auszeit.

Partnerschaft und Sexualität erleben

Der Wunsch nach Flirten, Zuneigung, Liebe, körperlicher Berührung, Hingabe und gelebter Sexualität endet nicht mit dem Älterwerden, auch nicht mit der Diagnose einer Demenzerkrankung. Manche Paare finden sogar erst im Alter oder in der Erkrankung zueinander. Das kann eine durchaus beglückende Erfahrung sein. Doch je älter Menschen werden, umso seltener haben sie Gelegenheit zu solch einem Erleben. Sei es, weil sie allein sind oder es an möglichen Partnern fehlt, sei es, weil Sexualität im Alter und in der Krankheit ein Tabuthema ist.

Manche sind nicht gewohnt, über Sexualität zu reden. Gerade die heute über 80-jährigen berichten, dass solche Themen zu ihrer Zeit kein Thema waren. Das war selbst im engsten Familienkreis nicht üblich und zärtliche Berührungen in der Öffentlichkeit ein „No go". Wenn in der Erkrankung oder im Alter Beziehungen entstehen, reagiert die Umwelt bisweilen mit Unverständnis oder Hilflosigkeit.

Dabei sind Nähe und Berührung etwas, wodurch Menschen in Phasen von Traurigkeit, Schmerzen und Unsicherheit durchaus Ruhe und Geborgenheit finden und Beziehung aufbauen können. Sie fühlen sich als Mensch angenommen.

Dieses Berührtwerden muss nicht zwangsläufig an sexuelles Erleben gebunden sein. Mit jemandem die Hand halten, jemandem über den Kopf streicheln oder tröstend in den Arm nehmen ist eine Form der menschlichen Begegnung, die als wertvoll erlebt werden kann.

Seit einigen Jahren hat sich „Silviahemmet Touch" als Angebot etabliert, das heute vielfach von Angehörigen und auch von Pflegekräften angewendet wird. Es ist eine strukturierte Form der Berührung (Touch), die entspannt und gerade auch in Phasen der Unruhe Menschen hilft, Spannungen abzubauen und zur Ruhe zu finden. (s. S. 114)

Maria L. (73) war stets um Haltung bemüht. Viele haben sie als sehr reserviert in Erinnerung, auch ihr Lebenspartner. Umarmungen in der Öffentlichkeit waren tabu, Küsse unhygienisch. Seit einem Schlaganfall leidet sie an einer fortschreitenden Demenz. Seitdem ist sie sehr anhänglich und körperbetont, was ihren Partner mit großer Freude erfüllt. Er genießt diese neue Form des Zusammenseins.

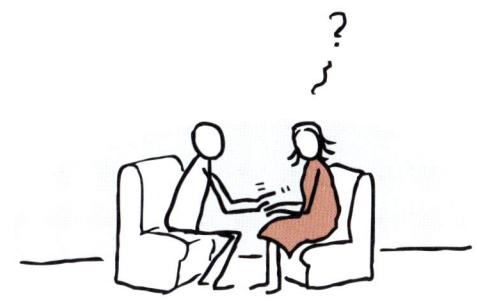

Auffälliges sexuelles Verhalten

Es gibt auch sexuelle Verhaltensauffälligkeiten, vor allem bei Männern mit einer
vaskulären oder einer Frontotemporalen
Demenz (vgl. S. 39), die herausfordern. Aus
Scham werden sie häufig verschwiegen.
Das reicht von anzüglichen Bemerkungen
und Obszönitäten, über unangemessenes Anfassen von Po oder Brust bis hin zu
öffentlichem Entkleiden, Spielen mit den
Geschlechtsteilen, zwanghaftem Mastur-
bieren und auch gewaltsamen sexuellen
Übergriffen.

Für die Angehörigen sind solche Verhaltensweisen sehr belastend und peinlich, vor
allem, wenn Personen außerhalb der Familie
sie mitbekommen. Es ist wichtig, diese
Verhaltensweisen nicht mit der Person zu
verbinden, sondern sich zu verdeutlichen,
dass die zugrunde liegende Erkrankung der
Auslöser ist.

Hilfreich ist, die Schwierigkeiten nicht zu
verschweigen, sondern darüber zu reden
und gemeinsam, gegebenenfalls mit dem
Hausarzt oder dem Pflegeteam zu überlegen, ob bestimmte Ereignisse oder Situationen Auslöser für das Verhalten sind und
wie sie vermieden werden können.

**Es kommt darauf an, dass alle Betei-
ligten sich abstimmen und**

- nicht diskutieren, sondern die
  Situation freundlich, aber zugleich
  zügig beenden.
- sich gegen Übergriffe deutlich abgrenzen.
- überlegen wie stimulierende oder
  provozierende Situationen vermieden werden können.
- keine Vorwürfe erheben, sondern
  ein klares Statement abgeben: „Ich
  möchte das nicht".
- den Erkrankten ablenken und ihn
  darin bestärken sich einer anderen
  Tätigkeit zuzuwenden.

Milieu entwickeln – eine Orientierung fördernde Umgebung

eder möchte sich in den eigenen vier Wänden geborgen und aufgehoben fühlen. Menschen mit einer Demenzerkrankung brauchen aber noch mehr – vor allem, wenn mit Fortschreiten des Krankheitsbildes ihre Orientierungsfähigkeit nachlässt. Es wird zunehmend wichtig, den betroffenen Menschen durch die Gestaltung des Umfelds zu unterstützen und ihm Sicherheit zu geben. Denn: Unsicherheit provoziert Stress. Und Stress verstärkt in aller Regel die Demenzsymptomatik.

Kontinuität in Zeit, Raum, Ort und Person sind die Kernelemente bei der Gestaltung des Milieus. Nicht die Umgestaltung, sondern das Beibehalten von Gewohntem und Reduzieren von Reizen sind die Dinge, die bedeutsam werden.

Oft sind es gerade die kleinen Dinge und Maßnahmen, die helfen, sich besser zu orientieren und ein relativ eigenständiges Leben zu führen. Dabei ist weniger mehr. Die Lösung kann im Einzelfall sehr unorthodox sein. Auf jeden Fall sollten anstehende Veränderungen in der eigenen Wohnung sehr behutsam angegangen und einige vertraute Möbel an Ort und Stelle belassen werden. So wird verhindert, dass es durch die Neuerungen nicht noch zu zusätzlichen Problemen wie Angst, Unruhe oder auch Passivität kommt.

Bei der Gestaltung des Milieus sollte zudem berücksichtigt werden, dass mit zunehmendem Alter Probleme mit dem Sehen und Hören eine große Rolle spielen. Die Wahrnehmung von Kontrasten sowie die Tiefenwahrnehmung und das Farbsehen sind eingeschränkt. Das kann besonders bei schlechten Lichtverhältnissen die Orientierung stark behindern.

Was viele nicht wissen ist, dass gemusterte Flächen für Menschen mit einer Demenz zu einer echten Herausforderung werden können. Nicht wegen der optischen Irritationen, sondern, weil je nach Krankheitsphase etwa Blumenmuster als real wahrgenommen und „Blumen gepflückt" werden. Klein gemusterte Teppiche werden als verschmutzt angesehen und „vergeblich gereinigt". Deshalb sind einfarbige, helle Bodenbeläge das Mittel der Wahl.

Auch beim Tischdecken ist weniger mehr. Je mehr Kontraste und je weniger Muster, desto besser kann der gedeckte Tisch erkannt werde. Wenig sinnvoll ist ein Eindecken „Ton in Ton".

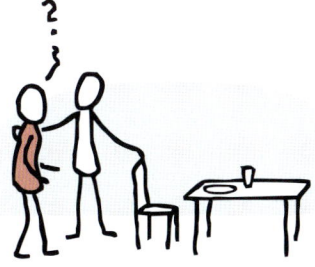

„Wo ist..?"

Das Suchen von Gegenständen stellt eine weitere Herausforderung dar. Demenziell erkrankte Menschen verbringen viel Zeit damit und erschöpfen sich ob des Misserfolgs. Deshalb sollten Dinge des täglichen Lebens wie Fernbedienung, Bücher, Zahnbürste und Kamm oder Schlüssel, Geldbörse und Handtasche stets an ihrem gewohnten Platz zu finden sein. So können die Menschen an Gewohntem anknüpfen.

Gleiches gilt übrigens für Kleidungsstücke und Haushaltsgegenstände. Zur Erleichterung können kleine Hinweisschilder angebracht werden, die den jeweiligen Platz markieren.

Welcher Tag ist heute?

Relativ früh ist die zeitliche Orientierung gestört. Termine werden vergessen oder verwechselt. Der Tagesrhythmus gerät in Unordnung. Das Gefühl für die Jahreszeiten lässt nach. Absprachen wie „Später gehen wir ins Café" können kaum verarbeitet werden. Da hilft es, eine Uhrzeit anzugeben und erkennbare Orientierungspunkte wie gut sichtbare Uhren mit großen Zeigern, die wahrnehmbar die Zeit „zählen", anzubringen.

Darüber hinaus sind sinnvoll: eine aktuelle Tageszeitung, ein großer, lesbarer Kalender, ein gut strukturierter Tagesplan mit den wichtigsten Terminen in der Küche oder im Flurbereich, und zur Jahreszeit passende Dekorationen wie ein Osterkranz, Blütenzweige, Sommerblumen oder der Tannenbaum.

„Wo bin ich?"

Wenn die Orientierung in den eigenen vier Wänden zunehmend schwieriger wird, helfen farbliche Kontraste und deutliche Kennzeichnungen weiter. Interessant ist die Erkenntnis, dass die Kombination von Wort und Bild die Erinnerung und das Erkennen besser unterstützt, als wenn nur eines von beiden Verwendung findet.

Mit anderen Worten: eine klare Kennzeichnung des Bades mit einem Bild für das Bad und der zusätzlichen Beschriftung „Bad" erleichtert das Auffinden. Türrahmen, Türlinken, Durchgänge, Lichtschalter oder auch Toilettendeckel werden farblich markiert viel besser erkannt.

Bei der Farbgebung sollten möglichst klare und freundliche Farben Verwendung finden, die sich gut voneinander unterscheiden. So sind rot und gelb optisch besser zu trennen als grün und blau. Schwarz, grau oder ähnlich dunkle Farben sollten tunlichst vermieden werden. Auf jeden Fall ist Kontrast wichtig. Eine weiße Türlinge auf blauem Grund ist besser zu erkennen als eine hellblaue Türklinke auf dunkelblauem Grund.

Es hat sich gezeigt, dass Rot eine Farbe ist, die die Orientierung besonders gut unterstützt. Nicht nur, weil es die „Warnfarbe" schlechthin ist, sondern wahrscheinlich auch, weil die Farbe auf der Netzhaut die meisten Rezeptoren hat. Dieser Umstand wird bei der Gestaltung von Wohnbereichen für Menschen mit einer Demenz bewusst genutzt. So werden wichtige Gegenstände gezielt rot markiert und andere, die nicht wahrgenommen werden sollen wie vielleicht die Haustür Ton in Ton mit der Umgebung gehalten und dadurch „getarnt".

Stolperfallen

Viele Menschen haben gerade im fortgeschrittenen Stadium der Demenz Probleme, sich im Raum zu orientieren und ihre eigene Lage im Raum zu bestimmen. Auch bestehen bei den Betroffenen häufiger Bewegungseinschränkungen aus anderer Ursache. Das führt nicht selten zu Fehltritten und Stürzen. Deshalb sollten die „Wege", die üblicherweise gegangen werden, frei von Hindernissen jeglicher Art sein. Das bedeutet: keine störenden Möbelstücke, rutschende Teppiche, hochstehende Teppichkanten, Matten und Schwellen. Kabel sollten stolperfrei verlegt sein. Auf unangemessenes Schuhwerk – „offene Schlappen" – sollte verzichtet werden.

Teppiche sollten hell sein, weil dunkle Farben optisch den Anschein erwecken, dass der bedeckte Bereich tiefer liegt und so zur Stolperfalle werden. In jedem Fall sollte die Beleuchtung ausreichend und schattenfrei sein, auch nachts. Eventuell sind Bewegungsmelder sinnvoll. Wichtig ist zudem, dass das Licht im Treppenhaus lange genug an bleibt, damit niemand plötzlich im Dunkeln steht.

Nicht nur künstliches Licht sollte ausreichend vorhanden sein. Das Tageslicht mit seinen tagzeitabhängigen Schwankungen ist ein guter Zeit- und Taktgeber für die innere Uhr. Deshalb sind Plätze am Fenster für viele Menschen auch der Lieblingsaufenthaltsort in ihrer Wohnung. Sie nehmen das Tageslicht auf und können gleichzeitig Anteil nehmen an dem, was in der Welt geschieht.

Zu laut

Ein weiteres wichtiges Thema ist die Belästigung durch hohe Geräuschpegel, vor allem für ältere und gebrechliche Menschen, die viel empfindlicher auf solche Sinnesreize reagieren. Eine schlechte akustische Situation ist nicht nur unangenehm, sondern auch gesundheitsschädlich. Eine permanente Beschallung durch Radio oder Fernsehen ist Stress pur und dem Wohlergehen abträglich. Zudem beeinträchtigen hohe Geräuschpegel die Verständlichkeit von Sprache und erschweren Gespräche.

Deshalb empfiehlt es sich, Radio und Fernseher bewusst auf einzelne Räume zu beschränken. Zudem helfen ein Schall absorbierender Bodenbelag und Vorhänge, die Geräusche zu dämmen.

„Wer bin ich?"

Manchmal sind Spiegel für demenziell erkrankte Menschen ein schwieriges Thema, vor allem, wenn sie sich in ihrem eigenen Spiegelbild nicht mehr wieder erkennen und meinen, eine weitere Person sei im Bad, Flur oder Schlafzimmer. Das Entfernen der Spiegel löst vielleicht das Problem, führt aber gleichzeitig dazu, dass auch kein anderer mehr in einen Spiegel sehen kann. Eine einfache Lösung sind Vorhänge, die bei Bedarf den Spiegel bedecken.

„Und wer bist Du?"

Oft wird unterschätzt, wie stark Äußerlichkeiten wie eine andere Brille oder eine andere Frisur das vertraute Aussehen einer Person verändern können. Was im Alltag interessant erscheint, kann für einen Menschen mit eingeschränkter Wahrnehmung zu einer Herausforderung werden. Dies gilt es, wenn möglich, zu vermeiden.

Tipps

Ein Orientierung gebendes Milieu
- Reize reduzieren
- Klare Akzente setzen
- Übersichtliches Gestalten – Ordnung statt Chaos
- An Gewohntem festhalten
- Orientierungshilfen geben
- Gedächtnisstützen nutzen
- Farben und Symbole einsetzen
- Symbole und Beschriftungen in Kombination verwenden
- Lichtschalter und wichtige Gegenstände farbig markieren (Kontrast)
- Türen und Wandflächen farblich absetzen
- Dunkle und gemusterte Flächen vermeiden
- Für ausreichende, blendfreie Helligkeit sorgen, auch nachts
- Treppen und Ecken gut ausleuchten
- Stolperfallen (Teppiche, Türschwellen, Kabel) vermeiden;

- Uhren in jedem Raum vorsehen;
- Wochenplan und Kalender installieren
- Schließzylinder mit Doppelfunktion verwenden

Zusätzlich:
- Telefon mit großen Tasten oder Bildern installieren
- Brille, Schlüssel, Portemonnaie an gewohnte, immer dieselben Plätze legen
- Zweitschlüssel bei Freunden/Nachbarn hinterlegen
- Erinnerungsfunktion im Handy aktivieren
- Vertraute Personen hinzu ziehen, um sich an Termine erinnern zu lassen
- Hausnotruf installieren
- Regelmäßige Telefonate mit Familie/Freunden/Nachbarn

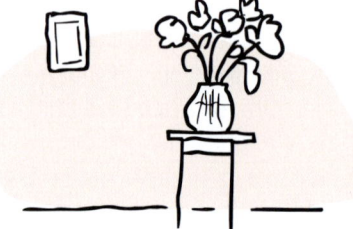

Tipps

Wohnraumgestaltung

Küche / Ess- und Wohnbereich

- Setzen Sie die verschiedenen Bereiche erkennbar gegeneinander ab.
- Statten Sie Geräte Herd, Kaffeemaschine, Bügeleisen mit Hitzebegrenzern aus.
- Achten Sie darauf, dass die Stühle möglichst Armlehnen haben und kippsicher sind.
- Verwenden Sie Bilder mit konkreten Motiven.
- Behalten Sie die gewohnte Anordnung des Mobiliars möglichst bei.

Bad/Dusche

- Achten Sie auf Heißwasserbegrenzung.
- Nutzen Sie Schwimmer zur Vermeidung von Überschwemmungen.
- Markieren Sie Toilettensitz, Waschbecken, Toilettenbürste, Toilettenpapierhalter, Duschvorhang und Armaturen farblich, so dass sie besser erkannt werden.
- „Entspiegeln" Sie ggf. den Spiegel durch einen Vorhang.
- Sorgen Sie für rutschsicheren Bodenbelag.

Heizung

- Achten Sie auf Thermostatbegrenzer.

Schlafzimmer

- Überprüfen Sie, ob die betroffene Person problemlos und frei von Hindernissen vom Bett aus notwendige Räume wie die Toilette/ das Bad findet oder ggf. Anleitung benötigt.
- Legen Sie ausreichend Decken zum Zudecken bereit, aber keine elektrischen Bettdecken.
- Bringen Sie ein Nachtlicht zur besseren Orientierung an.
- Installieren Sie ggf. eine Sensormatte vor dem Bett, die mit dem Lichtschalter gekoppelt ist und gleichzeitig Alarm gibt (sinnvoll, wenn eine Betreuungsperson in der Nähe ist).
- Füllen Sie die Schränke nur mit wirklich benutzter Kleidung und sortieren Sie Ladenhüter aus.

Treppen

- Bringen Sie an Treppen möglichst Geländer und Bewegungsmelder an, so dass stets das Licht angeht, wenn jemand die Treppe benutzt.
- Sorgen Sie dafür, dass die Stufen gut abgesetzt sind.

Und denken Sie daran: Reinigungsmittel und Medikamente verschlossen lagern und Brandmelder nicht vergessen.

Unterstützung der zeitlichen Orientierung

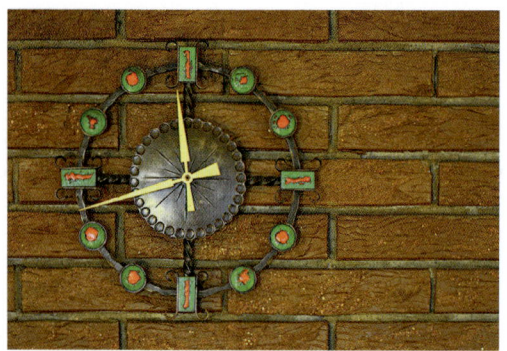 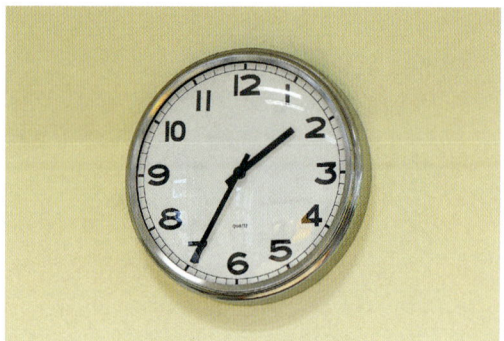

Die aktuelle Uhrzeit ist im Laufe des Tages eine gute Orientierungshilfe. Allerdings sollte die Uhr gut lesbar sein und sich vom Hintergrund abheben. Eine dunkle Uhr auf dunklem Hintergrund hat höchstens Dekorationswert.

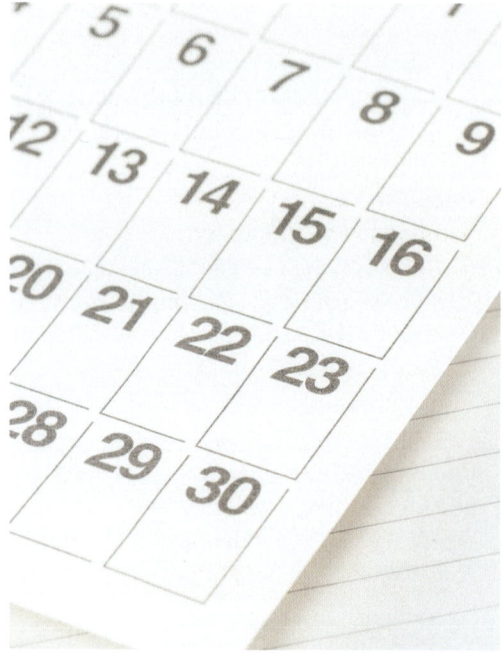 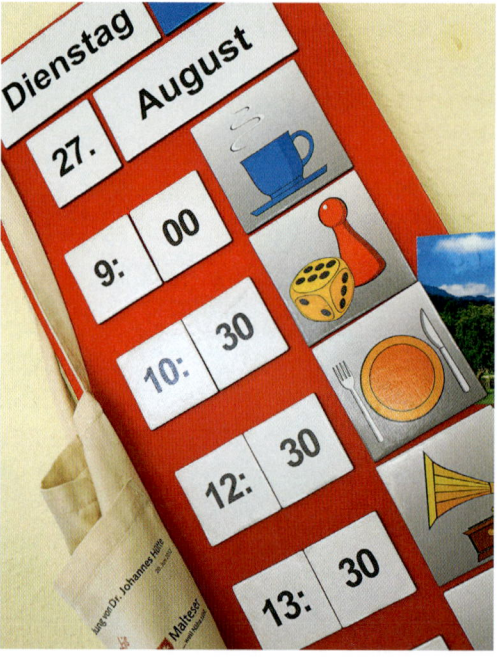

Nicht nur die Uhrzeit, sondern auch ein Kalender mit einem gut erkennbarem Datum und strukturierendem Tagesplan ist eine große Erleichterung und Stütze im Alltag. Die üblichen Kalender mit einer Vielzahl an Informationen verwirren dagegen meist nur.

Unterstützung der örtlich-räumlichen Orientierung

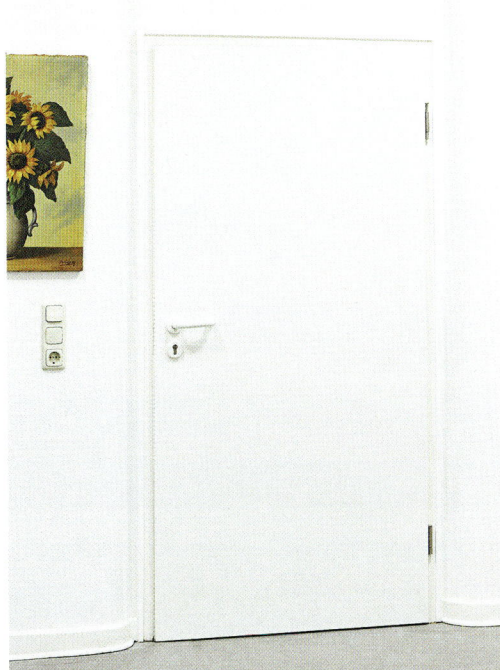 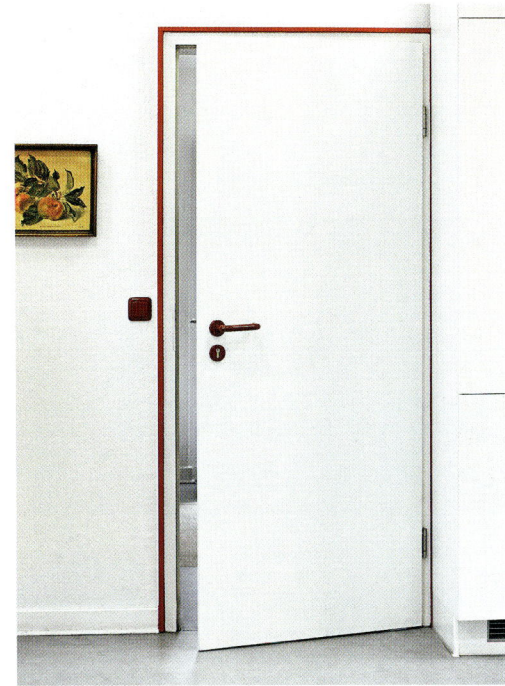

Oft heben die Türen sich farblich nicht von den Türrahmen und von der Wandfläche ab, was dazu führen kann, dass die Tür nicht gefunden wird. Hier unterstützt das farbliche Absetzen des Türrahmens das Erkennen.

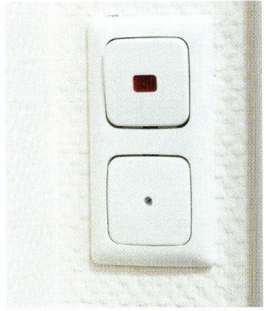 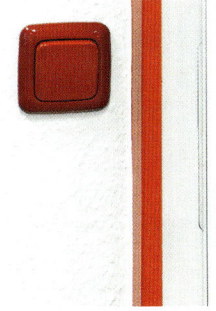 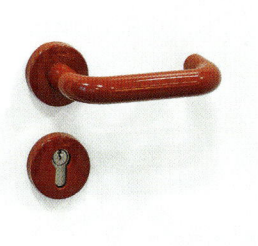

Auch Lichtschalter und Türklinken sollten gut zu erkennen sein. Weiß auf weiß ist schwer zu sehen. Die Hervorhebung des Schalters und der Klinke durch eine rote Farbgebung erleichtert das Wiederfinden.

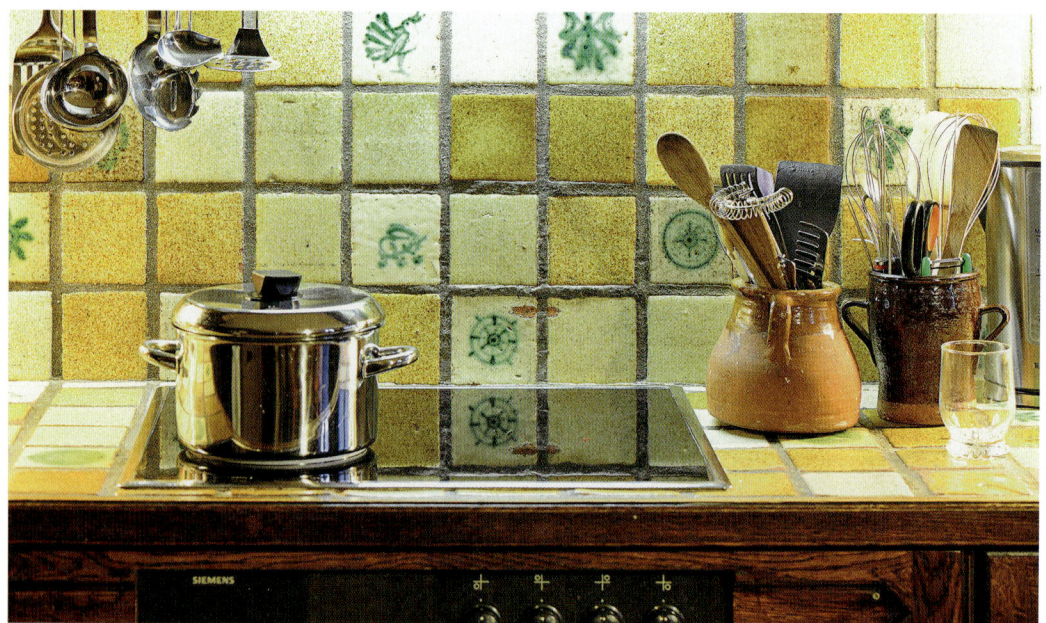

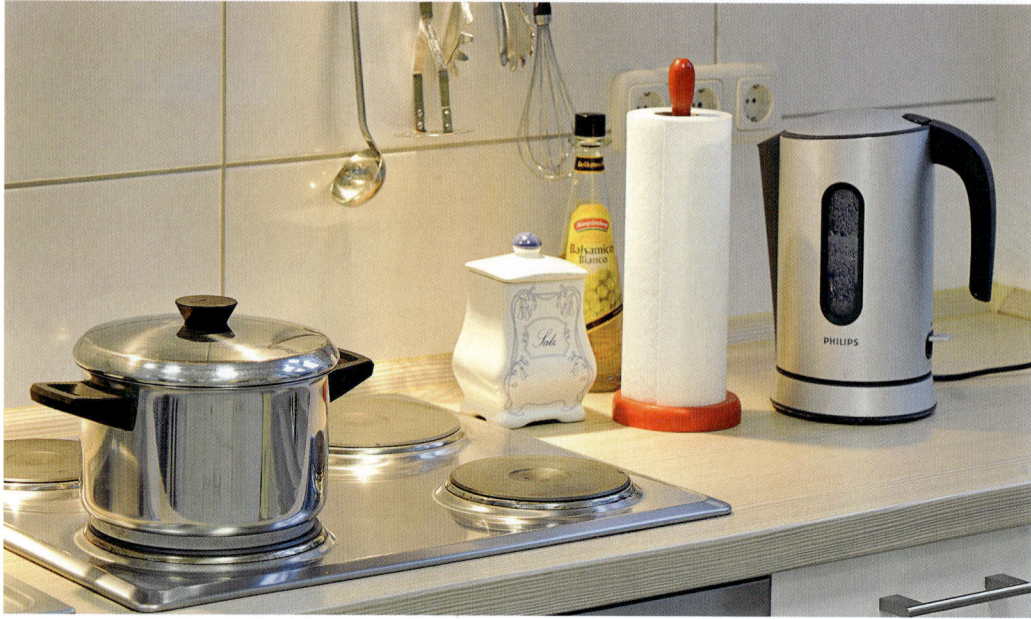

Der Küche als zentraler Bereich in jedem Haushalt sollte besondere Aufmerksamkeit zukommen. Farbige Fliesen in Kombination mit bunten Küchenutensilien erschweren die Orientierung. Hier helfen eine klare farbliche Strukturierung und die Beschränkung auf die wesentlichen Küchenhelfer.

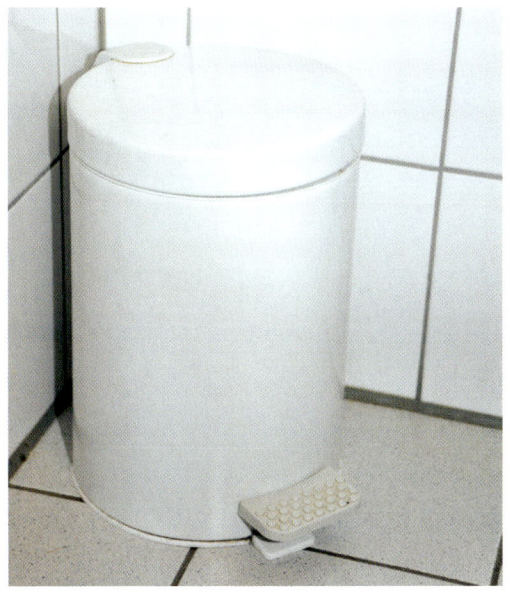
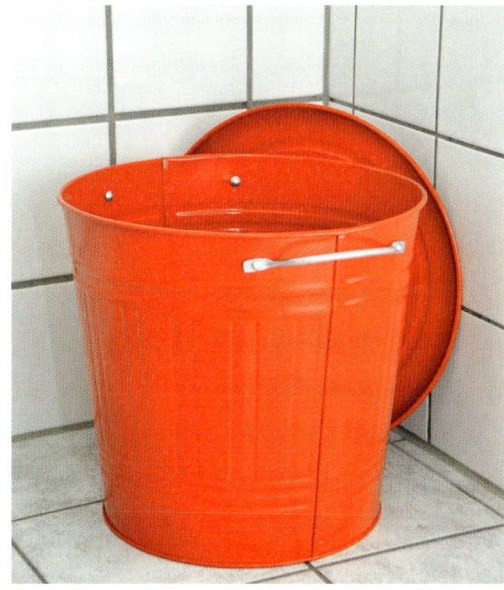

Natürlich sollte dann auch der Mülleimer gut zu finden sein. Auch hier gilt, dass Kontrastierung durch Farbe das Auffinden erleichtert.

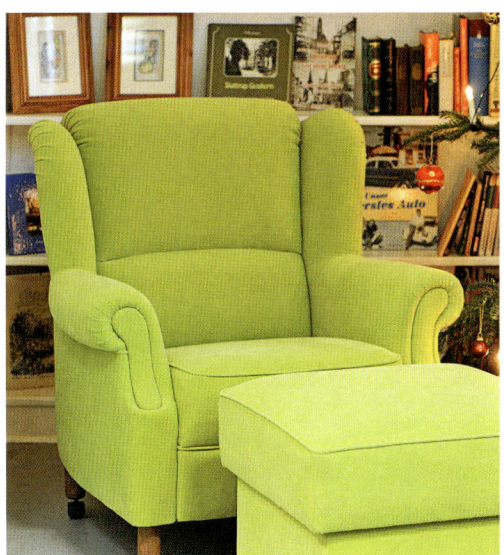
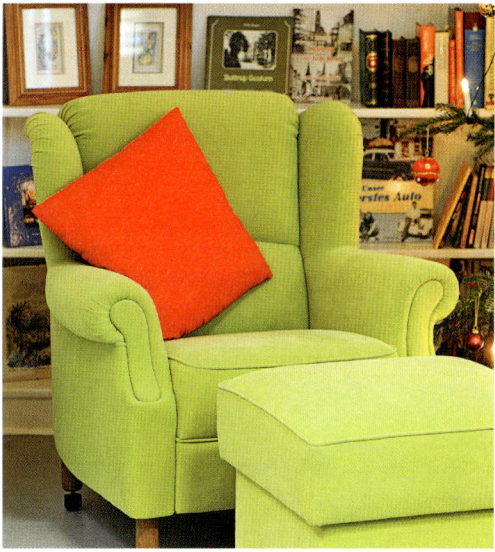

Wenn der Sessel auf Grund der Farbgebung schlecht „gesehen" und die Sitzfläche nicht gefunden wird, hilft oft schon die Hervorhebung durch ein einfarbiges kontrastierendes Kissen.

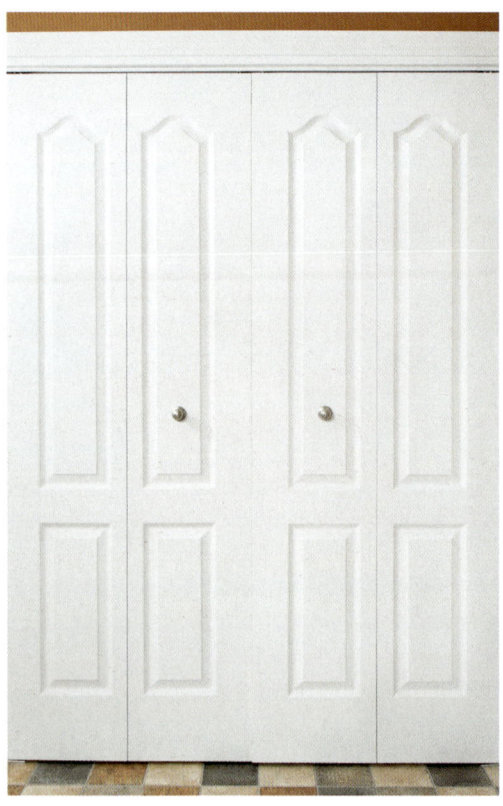 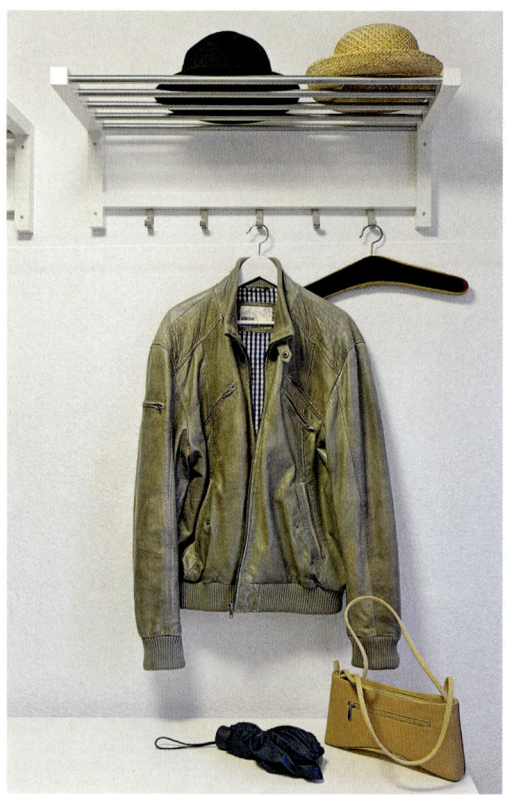

Um das Erkennen einer Garderobe zu unterstützen ist es hilfreich, eine offene Garderobe zu wählen und mit einigen ausgewählten bekannten Kleidungsstücken auf die Bedeutung der Garderobe hinzuweisen.

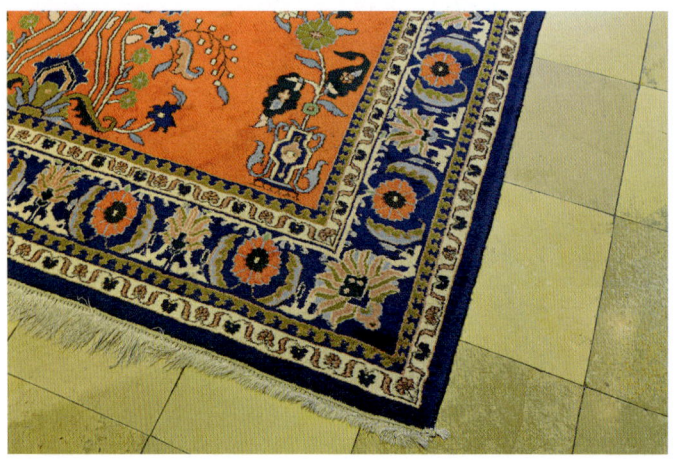

Teppiche mit Blumenmuster sind nicht nur Stolperfallen, sondern verführen gelegentlich auch zum „Blümchenpflücken".

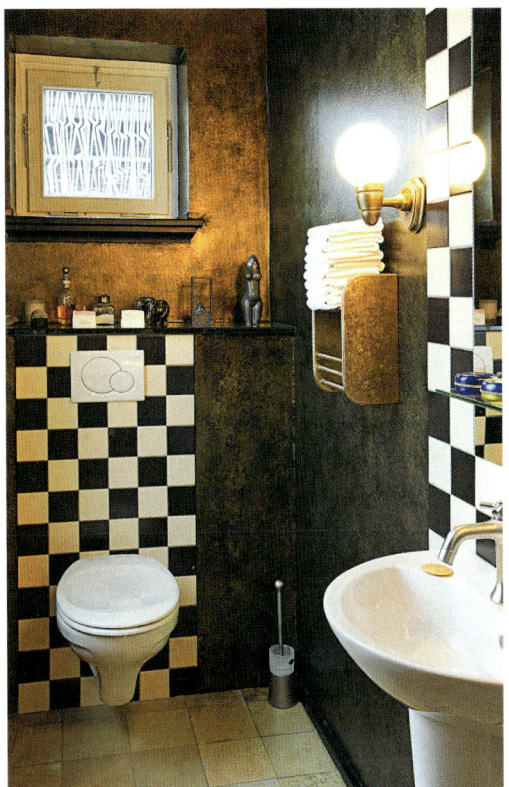 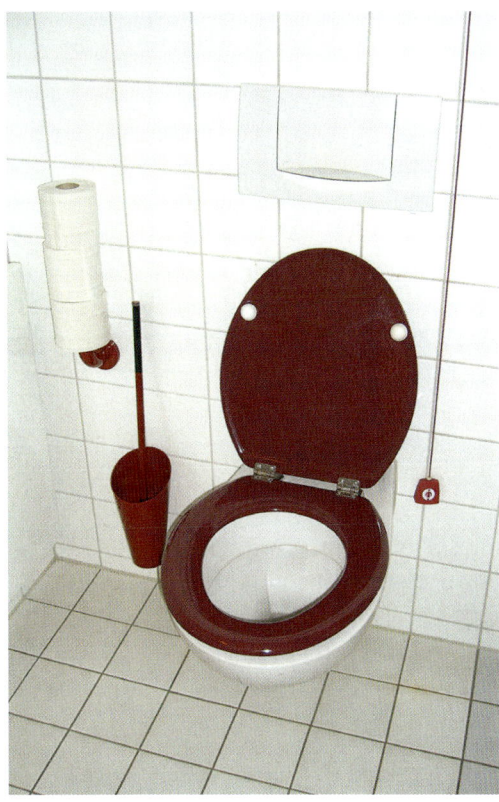

Die Orientierung gebende Gestaltung von Toilettenräumen und Bädern kann viele Probleme vermeiden helfen. Ein avantgardistisch gestaltetes Bad hat viel Charme, führt aber möglicherweise bei Menschen mit Demenz zu Konfusion. Die klare Kennzeichnung von Toilette, Waschbecken und Duschbad dagegen erlaubt noch lange ein selbstständiges Benutzen der Sanitäreinheit.

Mahlzeiten gestalten

Das Sprichwort "Essen hält Leib und Seele zusammen" gewinnt in der Demenz seine eigene Bedeutung. Denn: Essen ist mehr als Ernährung, ganz besonders für Menschen mit einer Demenz. Gemeinsam eingenommene Mahlzeiten strukturieren den Tag, lassen Gemeinschaft erleben, vermitteln Genuss und Wohlbefinden und rufen Erinnerungen wach.

So lange sich die Erkrankten an den Essensvorbereitungen noch beteiligen können, erleben sie darüber hinaus eine Stärkung ihrer Selbstwahrnehmung und ihres Selbstbewusstseins. Zudem werden die Sinne angesprochen. Die Speisen verströmen ihren eigenen Duft, in der Hand werden sie identifiziert und verarbeitet.

Herausforderung Mahlzeiten

Für die Familie kann das Thema Essen zu einer großen Herausforderung werden vor allem, wenn die betroffene Person noch allein lebt. Es kann sein, dass sie nicht mehr weiß, ob sie gegessen hat. Möglicherweise geht sie nicht zum Einkaufen, weil sie Sorge hat, nicht mehr nach Hause zu finden. Sie hortet verdorbene Lebensmittel im Kühlschrank, da sie nicht mehr auf das Haltbarkeitsdatum achtet. Oder sie sagt, sie habe noch nicht gegessen, obwohl sie gerade erst vom Tisch aufgestanden ist.

Da ist Fingerspitzengefühl gefragt. Vorwürfe oder ein Belächeln der Probleme können für den erkrankten Menschen entwürdigend sein und bewirken, dass er sich zurückzieht.

Probleme beim Essen

Wenn im Laufe der Demenz nach und nach Probleme mit der Nahrungsaufnahme auftreten, sei es, weil der Demenzkranke sein Essen nicht erkennt (Agnosie) oder bisher Bevorzugtes nicht mehr mag, sei es, weil er mit dem Besteck und dem Geschirr nicht mehr zurecht kommt (Apraxie) oder auch, weil er durch die Umgebung gestört wird und sich auf das Essen nicht konzentrieren kann, wird Unterstützung durch Angehörige erforderlich.

Manchmal führen Schmerzen im Mundbereich zu einer Nahrungsverengung. Ursache können eine schlecht sitzende Prothese, Infektionen im Rachenraum oder eine Entzündung der Mundschleimhaut sein.

Auch Erkrankungen führen häufig zu Ernährungsproblemen. Zum einen kann der körperliche Abbauprozess zu einem erhöhten Energiebedarf führen, der durch das normale Nahrungsangebot nicht gedeckt wird. Zum anderen können krankheitsbedingte Essensunlust, Müdigkeit, Übelkeit oder Medikamente den Appetit verderben. Das führt dann zu Gewichtsabnahme und Eiweißmangel, die Muskelfunktionen verschlechtern sich (Sturzneigung), das Immunsystem wird geschwächt, es entsteht Dekubitusgefahr, die Wundheilung verzögert sich und die Sterblichkeitsrate steigt.

Strategien bei Ernährungsproblemen

Die Frage, die sich stets stellt, ist: Wann, wie oft und warum tritt das Problem auf? Wie äußert es sich? Welche Lösungen bieten sich an?

Tipps

Mahlzeiten

- Kochen Sie Bekanntes.
- Bieten Sie Lieblingsspeisen an.
- Achten Sie auf die Konsistenz.
- Decken Sie einfach, aber kontrastreich ein.
- Beschränken Sie sich auf das Notwendige. Stellen Sie nur das hin, was nötig ist.
- Stellen Sie Getränke sichtbar auf.
- Denken Sie daran, dass rote Farbe den Appetit anregt (rote Sets, rot dekorierte Speisen, rote Tassen) und die Orientierung fördert.
- Laden Sie zum Essen ein.
- Eventuell anders (stärker) würzen.
- Essen Sie gemeinsam am „Familientisch".
- Prüfen Sie die Temperatur.
- Servieren Sie viele kleine Häppchen nacheinander. Das regt den Appetit an.
- Lassen Sie Zeit zum Essen.
- Sorgen Sie für eine ruhige Atmosphäre.
- Lassen Sie das Radio aus oder spielen Sie höchstens leise Hintergrundmusik.
- Denken Sie daran: gewohnte Abläufe und Rituale geben Sicherheit.

Auf jeden Fall sollte geklärt werden, in wieweit das Milieu so gestaltet werden kann, das es das Essen unterstützt. Dazu gehören einfaches Eindecken, wenig Dekoration, eine ruhige Atmosphäre, ausreichend Zeit, leise Hintergrundmusik, rote Farbe (Geschirr oder Set), gewohnte Abläufe und Rituale und An-

bieten von Bekanntem. Essen vor dem laut laufenden Fernseher ist tabu.

Es kann zudem helfen, mit Gewürzen Geschmack ans Essen zu bringen, gemeinsam zu essen, mit etwas Süßem als Appetitanreger zu beginnen, stets nur einen Gang zu servieren und die Essensbewegungen vorzumachen, wenn der Erkrankte sich nicht mehr erinnert.

Etwas, das im normalen Haushalt wenig Beachtung findet, ist ein kontrastreiches Präsentieren der Mahlzeiten. Ein weißer Kochfisch auf einem weißen Teller serviert wird kaum wahrgenommen, dafür ein weißer Fisch auf einem grünen oder braunen Teller umso mehr. Gleiches gilt für braunes Fleisch, das auf einem weißen Teller deutlich besser wahrgenommen wird als auf einem dunklen Teller.

Auch Getränke sollten entsprechend angeboten werden. Mineralwasser in einem klaren Glas ist kaum zu sehen. Dafür bunte Säfte umso besser.

Wichtig sind mehrere Zwischenmahlzeiten und eine späte Abendmahlzeit, die verhindert, dass der Erkrankte in der Nacht unterzuckert und deshalb nicht durchschlafen kann.

Einige Demenzkranke haben einen höheren Energiebedarf, vor allem dann, wenn sie den ganzen Tag unterwegs sind und sich auch nicht für die Mahlzeiten an den Tisch setzen. Dann geht es darum, ihnen ausreichend Nahrung zukommen zu lassen. Dabei ist die Frage, was gegessen wird, zunächst zweitrangig. Fingerfood/Eating by walking ist eine gute Idee. Das sind Speisen, die entlang der Wegstrecke bereitgestellt und im Laufen verzehrt werden können.

Dafür bieten sich an: Obst oder Gemüse in Scheiben geschnitten, Trockenobst, Cocktailwürstchen oder kleine Dauerwurststückchen, kleine Brotstücke, Kartoffeln, Kroketten, kleine Reibekuchen oder Frikadellen. Diese Speisen sollten gut in der Hand liegen, mit ein, zwei Bissen verspeist werden können und nicht zu heiß, zu klebrig oder zu weich sein.

Besonders beliebt sind süße Speisen, weil der Geschmack für Süßes mit am längsten erhalten bleibt. Das nutzt man auch, um zum Essen anzuregen. Es wird einfach mit dem Dessert begonnen. Dann kommt der Appetit beim Essen. Auch Speisen, die mit Sahne oder Butter angereichert sind und so den Geschmack verstärken, sind hilfreich.

In der späteren Phase kann es sehr problematisch werden, wenn „alles in den Mund gestopft wird", aber durch eine bestehende Agnosie nicht mehr wiedererkannt wird. Aber selbst wenn das Essen erkannt wird, kann die Zubereitung zum Handicap werden. Wer isst schon gerne passierte Kost, wo man höchstens schmecken, aber nichts sehen kann?

In den letzten Jahren haben einige Köche begonnen, der passierten Kost Form und Aussehen des Ausgangsprodukts zu geben. Das hat die Akzeptanz für das jeweilige Essen erhöht.

Späte Phase

In der letzten Phase entwickeln sich häufig Schluckstörungen. Die erkrankten Menschen bekommen immer wieder etwas durch Verschlucken in die Lunge (Aspiration), was zu schweren gesundheitlichen Komplikationen (Lungenentzündung) führen kann.

Wichtig ist, das Essen nicht im Liegen, sondern in einer 45-Grad-Position anzureichen. Außerdem sollte erst gegessen und im Anschluss getrunken werden. Dabei sollten die Getränke oder Suppen angedickt sein.

In dieser Phase stellt sich oft die Frage nach einer Sondenernährung, nach der „PEG". Wenn keine Patientenverfügung vorliegt, die solch eine Ernährung ausschließt, wird die Entscheidung für die beteiligten Personen oft sehr schwierig. Soll alles, was möglich ist, versucht werden? Oder ist diese Entwicklung Teil eines einsetzenden natürlichen Abschieds aus dem Leben, die es zu respektieren gilt? Kann man vielleicht eine Sonde nur vorübergehend anlegen, bis der Gesamtzustand sich wieder verbessert hat?

Nach dem gegenwärtigen Stand der Forschung bringt eine Sondenernährung bei schwerer Demenz hinsichtlich Lebensqualität und Lebensdauer keine Vorteile gegenüber einem Verzicht auf diese Maßnahme.

In vielen Einrichtungen haben sich in dieser Situation ethische Fallbesprechungen als hilfreich erwiesen. Dort wird aus der Perspektive aller Beteiligten einschließlich der erkrankten Person nach einer Lösung gesucht, die dem Wunsch des Erkrankten entspricht und ethisch vertretbar ist.

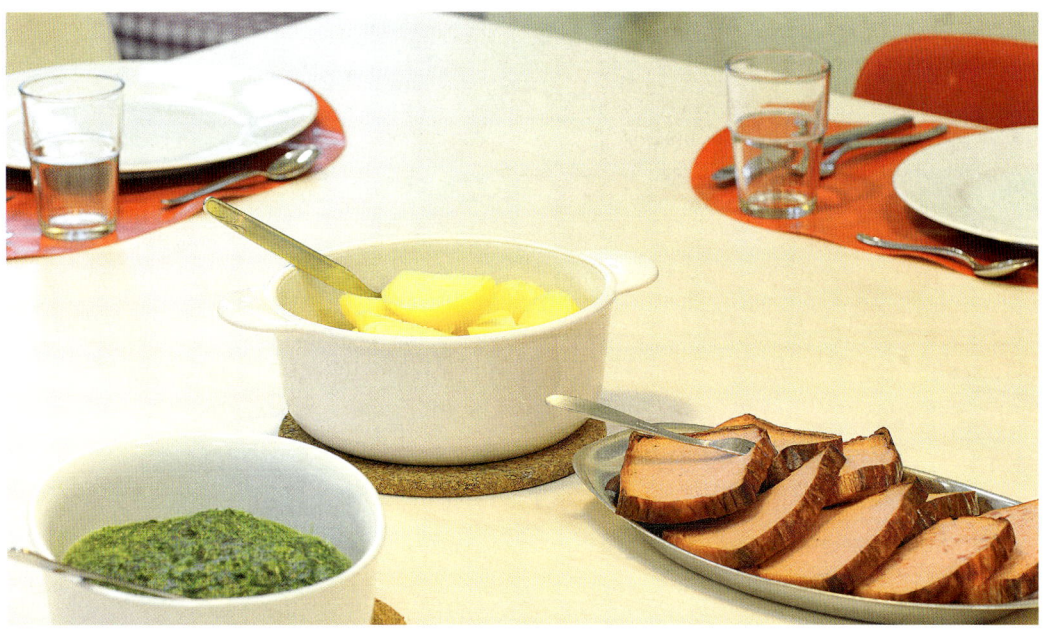

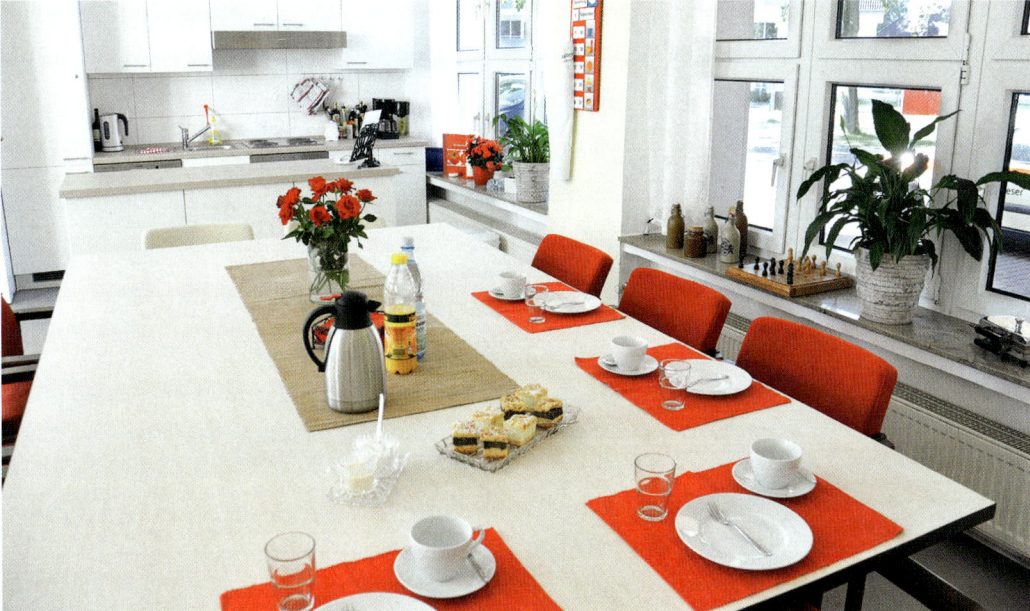

Je mehr auf dem Tisch steht, umso schwieriger die Orientierung. Deshalb gilt es, sich beim Tischdecken auf das Wesentliche zu beschränken, möglichst wenig Dekoration einzusetzen und die Mahlzeit appetitlich und übersichtlich anzurichten.

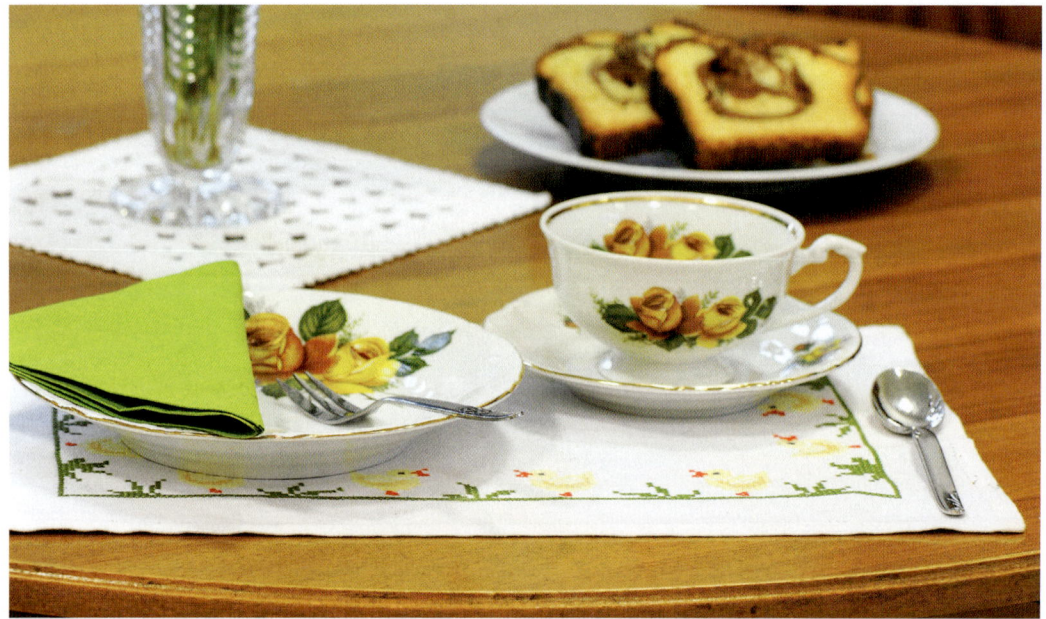

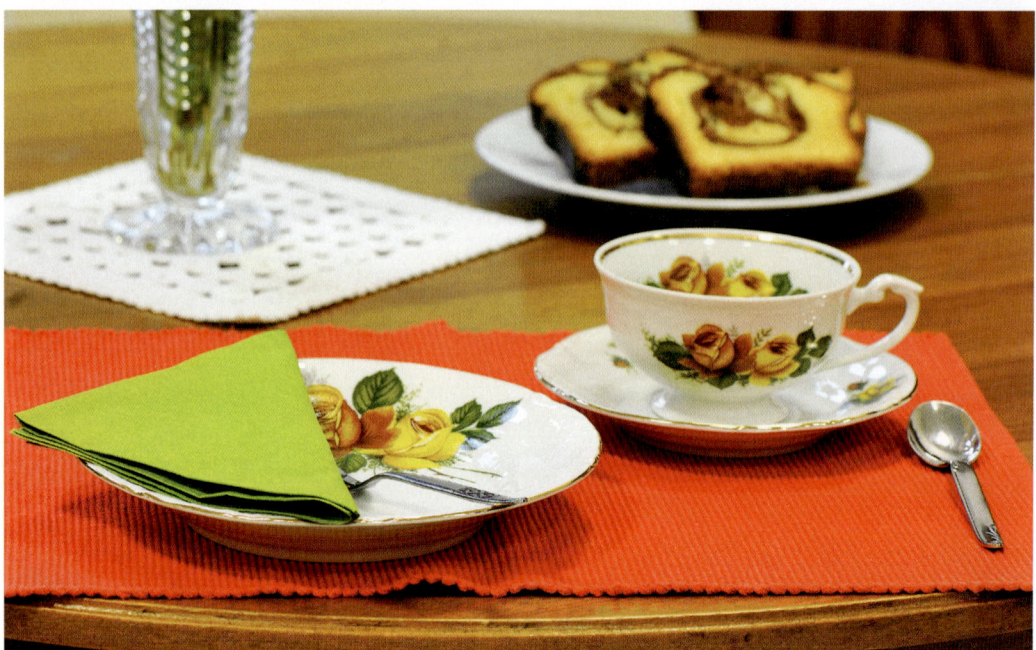

Buntes Kaffeeservice und geblümte Sammeltassen finden sich noch in vielen Haushalten. Doch auf einem bunten Platzdeckchen ist die geblümte Sammeltasse – anders als auf dem einfarbig roten Set – fast nicht zu erkennen.

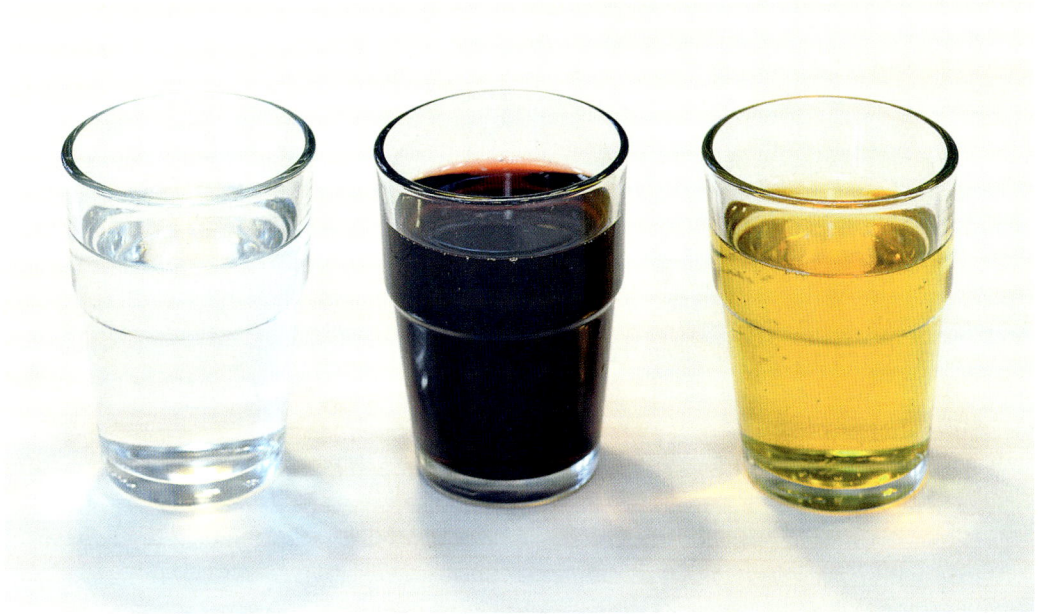

Mineralwasser in durchsichtig klarem Glas serviert ist schwer zu erkennen. Bei der Verwendung von klaren Gläsern bieten sich deshalb bunte Fruchtsäfte an. Das Mineralwasser sollte in farbigen Gefäßen serviert werden.

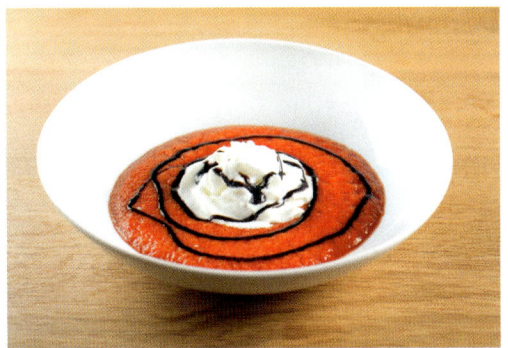 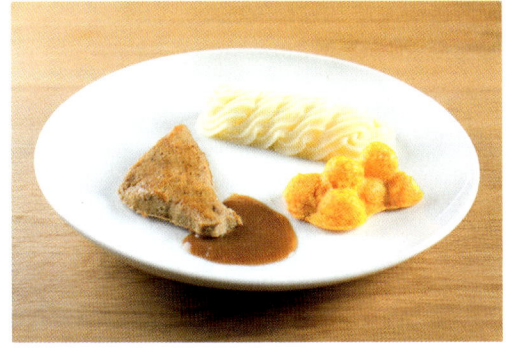

Passierte Kost ist vielfach eine Ansammlung von kleinen, meist bräunlichen „Häufchen". Wenn sie aber in Form gebracht wird, erfreut sie den Betrachter und regt den Appetit an. Ob es das Rindfleisch mit Kartoffeln und Blumenkohl betrifft, oder auch Tomaten mit Mozarella, die wie ein Dessert angerichtet werden.

Körper und Zähne pflegen

Die Vorstellung, bei der Körperpflege und den intimsten Verrichtungen auf andere Menschen angewiesen zu sein, ist für viele Menschen ein Alptraum. Wenn die Pflegenden zudem noch andere Ideen haben als sie selbst und diese energisch und mit hohem Tempo umsetzen wollen, regen sich die Widerstandskräfte. Die Pflege kann zu einem wahren Ringkampf ausarten.

Vertrautes und Zeit

Menschen mit kognitiven Einschränkungen benötigen Zeit. Sie brauchen die Möglichkeit, auf Vertrautes zurückgreifen zu können, auch bei der Körperpflege. So sind sie durchaus in der Lage, sich mit Unterstützung lange noch selber zu versorgen. Oft reicht es, ihnen die Dinge, die sie benötigen, geordnet und deutlich erkennbar bereit zu legen: eine Seife, die sich farblich vom Waschbecken abhebt; Handtücher, die zu den Fliesen kontrastieren; eine Haarbürste, die stets an derselben Stelle zu finden ist und eine Zahnbürste, die gut in der Hand liegt.

Wenn die „Selbstpflege" zunehmend schwieriger wird, ist bei den Pflegenden Verständnis und Fingerspitzengefühl gefragt. Das bedeutet etwa, nicht einfach mit der Morgenpflege zu starten. Besser ist es, dem Erkrankten den feuchten Waschlappen in die Hand zu geben und die Hand zum Gesicht zu führen, damit er sich selbst das Gesicht waschen kann.

Manch einer hat vielleicht niemals einen Waschlappen benutzt. Da hilft die Befragung der ihm vertrauten Menschen und eine „waschlappenfreie Lösung" – selbst wenn der Boden des Badezimmers einige Spritzer abbekommt.

Auch Duschen ist nicht jedermanns Sache, selbst wenn es einfacher zu sein scheint als Baden. Das „Wasser von oben" kann bedrohlich wirken, während ein Vollbad an das eigene Erleben anknüpft und die Körperpflege zu einem Wellness-Ereignis werden lässt.

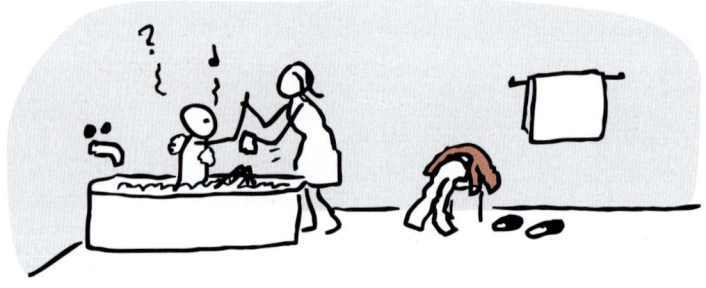

Michael P. (73) verweigert regelmäßig die Unterstützung seiner Frau beim Zähneputzen und Kämmen. Er will das selber tun. Neuerdings verwechselt er Kamm und Zahnbürste. Das führt zu abenteuerlichen Frisuren, wenn er sich mit der Zahnbürste samt Zahncreme die Haare kämmt. Seine Frau Marga ist verzweifelt. Vor kurzem hat die Pflegekraft, die regelmäßig morgens ins Haus kommt, sie auf eine neue Idee gebracht. Nun führt sie ihrem Mann, wenn er die Zahnbürste hält, die Hand unterstützend zum Mund. Seitdem landet die Zahncreme nur noch sehr selten im Haaransatz.

Inkontinenz – ein Thema

Mit fortschreitendem Krankheitsbild gewinnt die Begleitung zur Toilette ihre eigene Bedeutung. Demenz heißt nicht zwingend, dass jemand seine Ausscheidung nicht kontrollieren kann. Manche Menschen spüren zwar noch den Harndrang, können aber das Zeichen nicht mehr interpretieren oder finden die Toilette nicht oder wissen nicht mehr, wie sie zu benutzen ist.

Hier liegt in den kleinen Dingen die Lösung. Das Bad deutlich kennzeichnen ist ein erster Schritt. Den Erkrankten regelmäßig zur Toilette begleiten kann der nächste sein und immer wieder aufmerksam werden, wenn Unruhe aufkommt.

Wenn die Kontrolle über die Ausscheidung endgültig verloren geht, werden weitere Themen aktuell. „Wer macht sauber?" „Wer kümmert sich um die Wäsche?"

Hier und da kommt die Suche nach der verschmutzten Wäsche oder den Inkontinenzhilfen wie aufsaugende Vor- und Einlagen hinzu.

Manche Erkrankte verstecken aus Scham ihre nasse Kleidung oder lassen sich im Intimbereich von Angehörigen nicht waschen. Manche setzen sich mit ihrer verschmutzten Kleidung auf die „guten Polster".

Inkontinenz ist ein Grund, warum soziale Kontakte zunehmend abgebrochen werden und Erkrankte wie Angehörige sich isolieren. Hier ist die Unterstützung durch einen erfahrenen ambulanten Pflegedienst hilfreich.

Tipps

Das A und O der Körperpflege
- Behalten Sie Gewohntes bei.
- Lassen Sie der erkrankten Person Zeit.
- Geben Sie ihr die Chance so lange als möglich alles selbst zu machen.
- Legen Sie die benötigten Pflegeartikel stets an der gleichen Stelle bereit.
- Unterstützen Sie die Orientierung im Bad/WC durch kontrastierende Farbgebung.
- Nutzen Sie die Körperpflege auch zum „Schönmachen".

Rund um die Mundpflege

Fast jeder kennt es, dieses unangenehme Gefühl, wenn der Mund trocken bleibt und der Geschmack dadurch verändert ist. Viele ältere Menschen können ein Lied davon singen. Zahlreiche Medikamente, die sie einnehmen, vermindern die Speichelbildung oder verändern die Mundschleimhaut und sorgen so für einen trockenen Mund. Da bleiben Appetit, Ernährungszustand und Lebensqualität auf der Strecke. Abhilfe ist hier dringend notwendig, notfalls in Abstimmung mit dem Hausarzt.

Kleiner Tipp: Trinken hilft immer, aber lassen Sie doch mal Ananas lutschen oder bieten Sie Eiswürfel aus gefrorenen Lieblingsgetränken an. Das erfrischt und regt gleichzeitig den Speichelfluss an.

Heute haben die meisten Menschen bis ins hohe Alter noch eigene Zähne, die gepflegt werden wollen. Das ist nicht nur wegen der Optik bedeutsam, sondern vor allem wegen der Sicherstellung der Nahrungsaufnahme und der Lust am Essen.

Zahnbeschwerden und Entzündungen des Zahnfleisches sowie Druckstellen unter Teil- oder Vollprothesen zählen zu den häufigsten Gründen für eine schlechte Ernährung. Das bedeutet: bei vermeintlich schlechtem Appetit und Essverhalten sollte auch an solche Gründe gedacht werden. Ein Besuch beim Zahnarzt macht in solchen Momenten Sinn.

Dabei geht es im Fall einer Prothese nicht um eine neue, sondern eher um die Reparatur der alten Prothese. Gerade bei Menschen mit Demenz kann ein Austausch dazu führen, dass sie mit einer neuen Prothese nicht mehr zurechtkommen und sie deshalb nicht tragen. Die Konsequenz ist, dass sie schlechter kauen können und womöglich nur noch Suppen, Brei und passierte Kost zu sich nehmen. Das hat mit Genuss am Essen nur noch wenig zu tun.

Tipps

Mund- und Zahnpflege
- Achten Sie auf Verfärbungen und Druckstellen im Mundbereich.
- Zwingen Sie keine neue Putztechnik auf.
- Unterstützen Sie die „Selbstpflege" und leiten dazu an.
- Versuchen Sie es mal mit einer elektrischen Zahnbürste.
- Benutzen Sie für das Reinigen der Prothese nur kaltes Wasser.
- Füllen Sie beim Reinigen der Prothese das Waschbecken mit Wasser, damit die Prothese nicht zerbricht, wenn Sie Ihnen aus der Hand fällt.
- Achten Sie auf eine zahngesunde Ernährung: Zwischenmahlzeiten wie Obst, Käsewürfel, Milchgetränke und kaufreundliche Speisen (zartes Gemüse, Kartoffeln, Hackfleisch).
- Falls es Probleme bei der Unterscheidung gibt, wem welche Prothese gehört, lassen Sie einfach im Zahnlabor die Prothese namentlich kennzeichnen. Das kostet wenig und hilft viel.

Für meine Schönheit

Körperpflege ist nicht nur eine Frage der Hygiene. Körperpflege ist eng mit dem eigenen Wohlbefinden und der eigenen Identität verbunden. Saubere Haare, ein gepflegter Bart sind das Eine. Die Form der Frisur, der Erhalt einer bestimmten Haarfarbe, das Benutzen von Make up und Lippenstift das Andere. Ersteres scheint allgemein akzeptiert zu sein. Aber Schminken? Warum sollte eine Frau, die eine Demenz hat, keine geschminkten Lippen haben?

Marianne W. (89) hat langes, wunderschön lockiges Haar, das sie ihr Lebtag stets offen getragen hat. Seit ihrem Schlaganfall kann sie sich nicht mehr selbst frisieren. Deshalb hat eine Mitarbeiterin des ambulanten Pflegedienstes vorgeschlagen, die Haare abschneiden zu lassen, um die Pflege zu erleichtern. Ihre Tochter ist hin und her gerissen. Einerseits erlebt sie tagtäglich den Kampf mit den Haaren. Andererseits kann sie ihre Mutter nicht nach ihren Wünschen fragen. Sie versteht die an sie gestellten Fragen nicht mehr. Als die sechsjährige Urenkelin Antonia zu Besuch kommt, fällt die Entscheidung. „Wenn ihr meiner Uromi die Haare abschneidet, ist sie nicht mehr Uromi Marianne. Und wenn ich mal so alt bin, will ich meine Haare behalten.“

Und was sonst noch dazu gehört

Gerade im höheren Alter, in dem chronische Erkrankungen wie Diabetes, Herz-Kreislauferkrankungen, Osteoporose und vieles mehr häufiger auftreten, gehört auch die Sicherstellung der Einnahme der verordneten Medikamente und der regelmäßige Arztbesuch zur Körperpflege dazu – vor allem, wenn der demenziell erkrankte Mensch selbst nicht mehr auskunftsfähig ist.

So sollte plötzlich auffälliges Verhalten nicht nur an Probleme im Zusammenhang mit der Umgebung, sondern auch an eine Verschlechterung des Allgemeinzustands oder an Infektionen gleich welcher Art denken lassen.

Symptome wie vermehrte Urin-Ausscheidung und vermehrtes Durstgefühl, Wasseransammlungen in den Beinen, Erbrechen, Schwitzen, Schwindel, Sprachschwierigkeiten oder starke Unruhe sind in jedem Fall ein Grund, einen Arzt hinzu zu ziehen.

Regelmäßig sollten übrigens auch Brille und Hörgerät überprüft werden.

Autofahren klären

Die Fahrerlaubnis ist in der Biografie vieler Menschen der Eintritt ins Erwachsenenalter und der Garant für Unabhängigkeit. Mit dem PKW zum Einkaufen fahren zu können oder zu Verwandtenbesuchen, das ist bis ins hohe Alter Lebensqualität pur. Vor allem im ländlichen Raum. Die Frage, ob jemand noch selbst Autofahren kann oder darf, ist deshalb ein sensibles Thema.

Eine frühe Demenzdiagnose stellt die Fahrtauglichkeit noch nicht per se in Frage. Doch jemand, der verzögert in kritischen Situationen reagiert oder an komplexeren Handlungsabläufen scheitert, gefährdet womöglich sich selbst und alle anderen Verkehrsteilnehmer mit.

Auf der Polizeistation meldet sich ein besorgter Verkehrsteilnehmer. An einem Kreisel an einer der Ausfallstraßen fährt ein Auto im Schritttempo immer in der Runde. Die Polizisten treffen auf eine alte Frau am Steuer. Sie findet offensichtlich die Ausfahrt aus dem Kreisel nicht mehr. Als einer der Polizisten sich an die Ausfahrt stellt und Richtungszeichen gibt, fährt die alte Dame langsam aus dem Kreisel heraus.

Die Fahrerlaubnisverordnung des Bundesjustizministeriums regelt nicht nur, wann wer eine Fahrerlaubnis erhält, sondern auch, wer sie wann entzogen bekommt. Voraussetzung für eine Fahrerlaubnis ist, dass jemand körperlich und geistig fit ist. Das heißt: die Verkehrsregeln kennt, sie respektiert und die Sicherheit für alle anderen Verkehrsteilnehmer gewährleisten kann.

Darüber hinaus geht es um die Fahrtauglichkeit. Steht jemand unter dem Einfluss von Alkohol oder von Medikamenten oder ist kognitiv eingeschränkt, so ist er nicht (mehr) fahrfähig.

Eine Anlage zur Fahrerlaubnisverordnung regelt, wer mit welcher Erkrankung zwingend von der Fahrerlaubnis ausgeschlossen ist. Dazu gehören Personen mit mittelschwerer und schwerer Demenz.

Personen mit einer leichten Demenzform können durchaus noch Auto fahren in Abhängigkeit vom speziellen Krankheitsbild und seinem Verlauf. So ist jemand, der auf Grund einer Frontallappendemenz zu aggressivem Handeln neigt, in schwierigen Verkehrssituationen eventuell ein Risiko für sich und andere und bereits früh nicht mehr

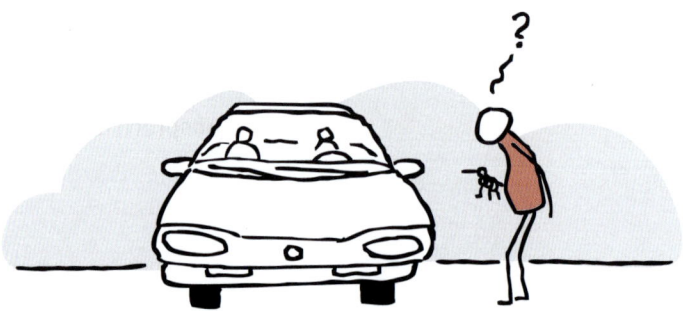

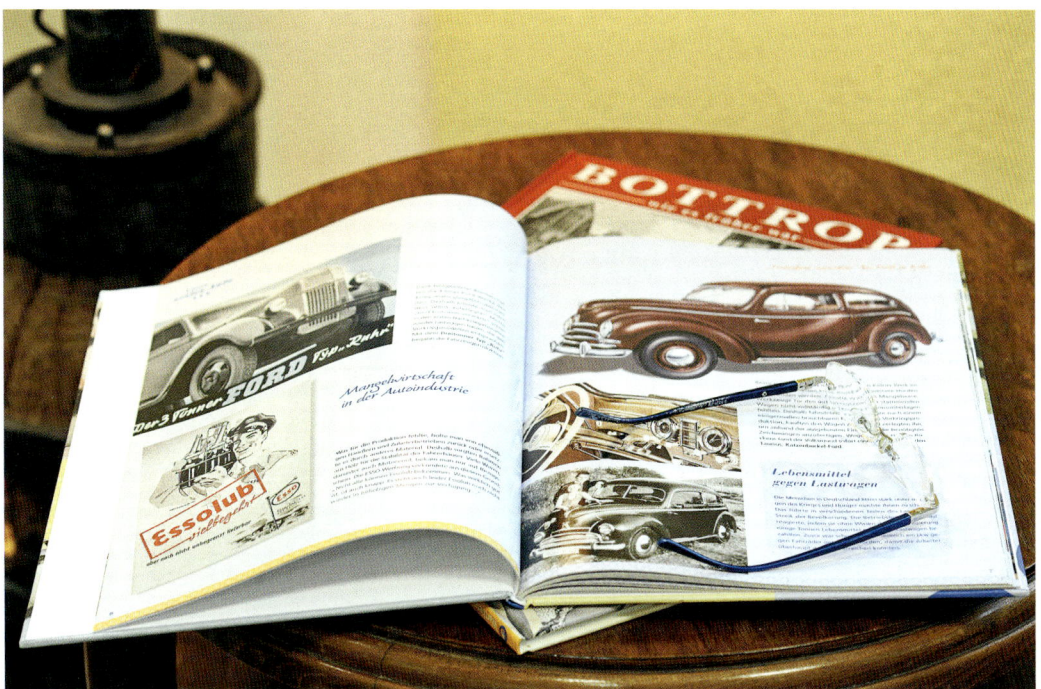

Leidenschaft Auto

fahrtüchtig. Gleiches gilt für Personen, die durch Einschränkung der exekutiven Fähigkeiten eine verlängerte Reaktionszeit haben.

Der endgültige Entzug des Führerscheins ist für Angehörige wie behandelnden Arzt bisweilen eine Gratwanderung. Besonders dann, wenn dem Erkrankten die notwendige Einsichtsfähigkeit fehlt und er sich trotz Fahrverbots immer wieder hinter das Steuer setzt. Da sind die Konflikte vorprogrammiert.

Die Herausforderung ist, auch ohne Auto mobil zu bleiben.

Tipps

Alternativen zum Auto
- Mit Angehörigen und Nachbarn Fahrgemeinschaften bilden
- Fahrangebote der Wohlfahrtsorganisationen nutzen
- Öffentliche Verkehrsmittel einbeziehen
- Sich mit einer Taxizentrale ins Einvernehmen setzen, dass möglichst immer derselbe Fahrer angefragt wird
- Lieferdienste von Supermärkten in Anspruch nehmen

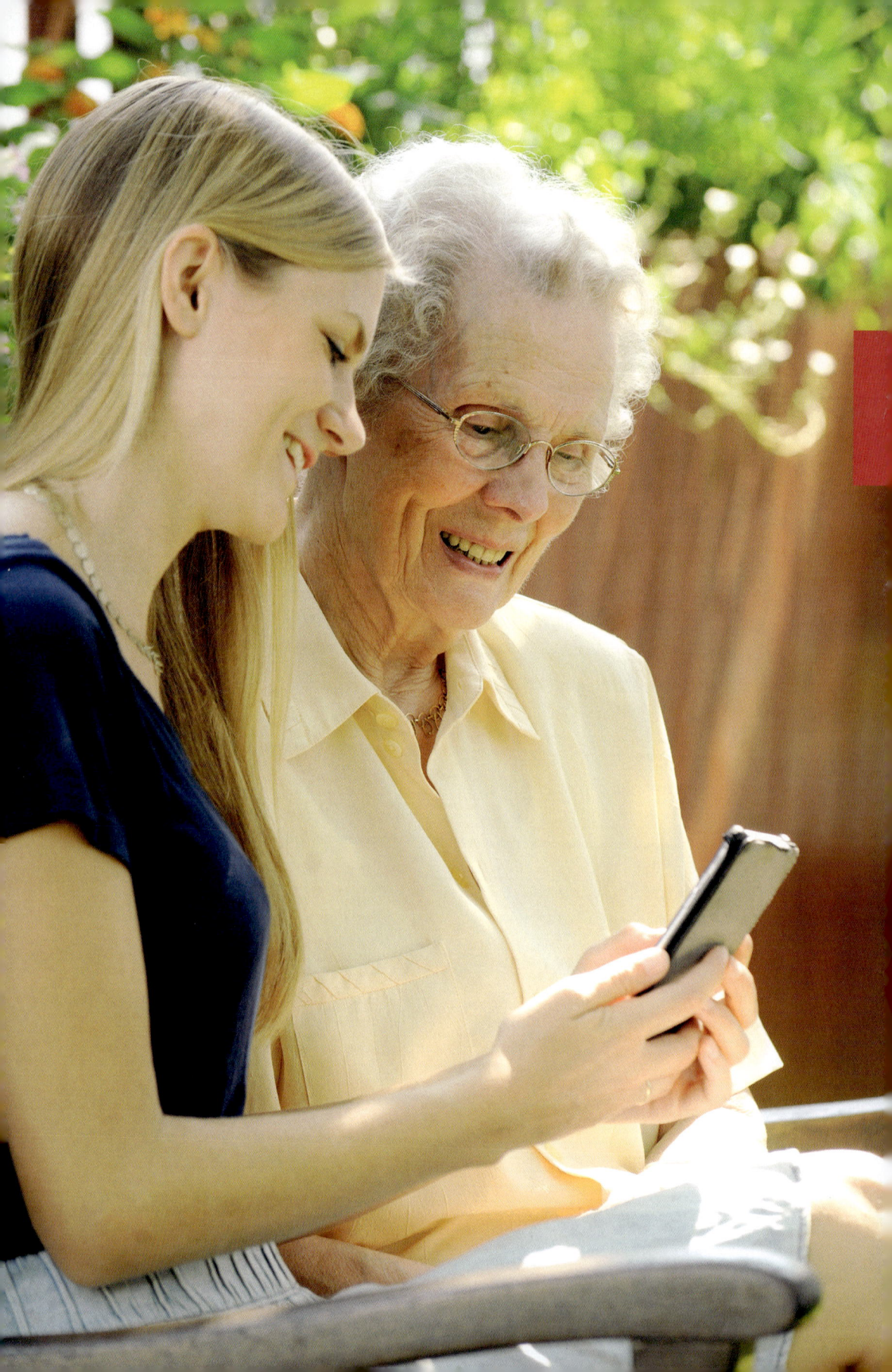

Angehörige

- Wenn die Diagnose gestellt wird
- Wenn die Scham zunimmt
- Wenn die Kräfte schwinden
- Wenn es mal aggressiver wird
- Wenn Verlust Angst macht
- Wenn alles grau erscheint
- Finale Phase – wenn es schwierig wird

„Wir haben uns so auf unseren Lebensabend gefreut und wollten noch etwas von der Welt sehen. Und dann das ...“

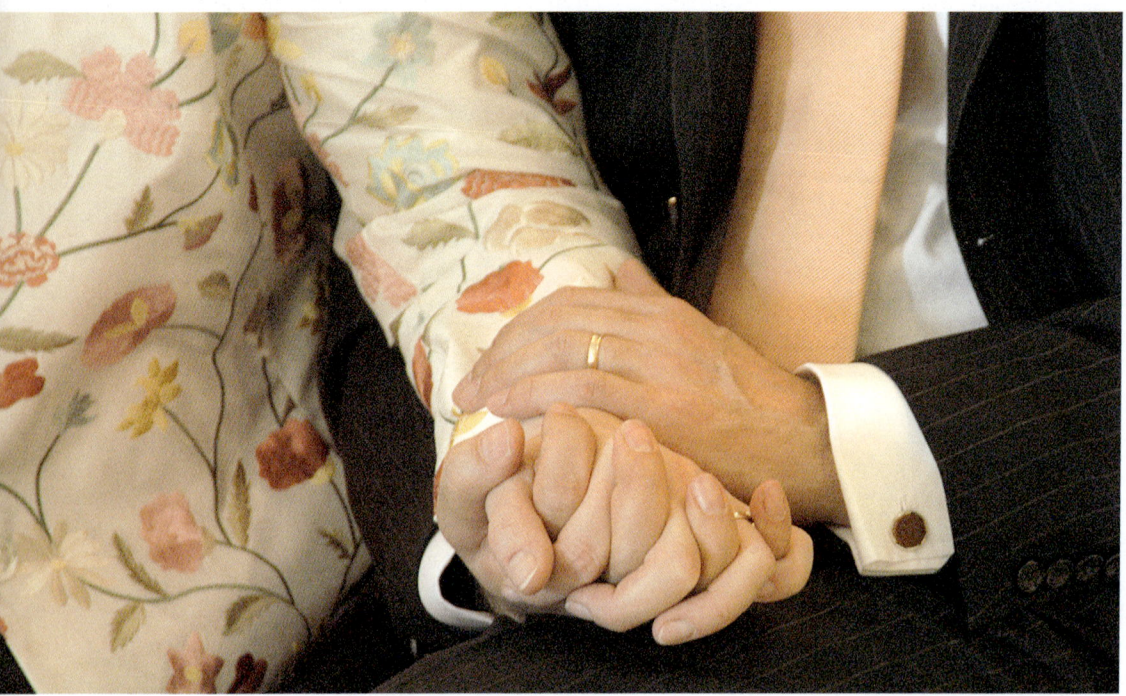

Die mit der Erkrankung verbundenen Veränderungen sind für Angehörige wie Erkrankte oft schon relativ früh wahrnehmbar. Im Gespräch geht der rote Faden verloren. Namen werden nicht erinnert. Die Konzentration ist eingeschränkt. Termine werden vergessen. Überall finden sich Erinnerungszettel. Die Verwaltung der Haushaltskasse hakt. Das Geschirr wird ungereinigt in den Schrank gestellt. Kontakte werden zunehmend eingeschränkt.

An Tagen, an denen die Einschränkungen besonders deutlich werden, verfallen die Erkrankten in ein tiefes Stimmungsloch. Oft ziehen sie sich zurück. Sie stehen eventuell erst gar nicht auf und zeigen kaum Interesse an ihrer Umgebung.

Wenn die Diagnose gestellt wird

Wenn die Diagnose steht, treffen unterschiedliche Gefühle aufeinander: Hilflosigkeit, Angst, Trauer, Scham, Zorn, Ohnmacht. Oftmals wird der erkrankten Person ab da nichts mehr zugetraut.

Es ist ein langer „Abschiedsprozess" für alle, Erkrankte wie Nahestehende. Viele Fragen stehen im Raum: Wie soll es weiter gehen? Was soll werden? Wie soll der Alltag aussehen? Wie werden wir den Schwierigkeiten begegnen? Werden unsere Kräfte reichen?

In solchen Momenten macht es Sinn, das Unerwartete zu tun und mit Freunden, Kollegen und Nachbarn offen darüber zu reden. Das kostet Überwindung. Doch das kann helfen, Angehörigen wie Erkrankten. Geteiltes Leid ist halbes Leid und vermeidet Missverständnisse.

Auf das zu schauen, was schwindet, geschieht nahezu automatisch. Wichtiger ist, das Vorhandene zu nutzen und den verbleibenden Jahren Freude und Sinn zu geben. Dabei hilft es, das tägliche Leben zu vereinfachen. Routinen herstellen, Konflikte vermeiden, und Dinge tun, die alle gerne tun wie ein Schwätzchen halten, Tanzen, Spazierengehen, Sport treiben oder Fotoalben anschauen.

Und die Dinge regeln, die einem am Herzen liegen. Vielleicht eine Vorsorgevollmacht erstellen. Und gemeinsam darüber reden, wie es weiter gehen soll, wenn es schwierig wird.

Dazu gehört, sich mit dem Krankheitsbild, dem Verlauf und den Therapiemöglichkeiten vertraut zu machen, rechtliche und finanzielle Fragen zu klären, sich über Entlastungsangebote zu informieren und sich mit anderen Betroffenen auszutauschen.

Herausforderungen für Angehörige
- Zunehmender Unterstützungsbedarf seitens der erkrankten Person
- Einschränkung des eigenen Lebens
- Verlust an persönlicher Freiheit
- Überforderung
- Eingeschränkte Erholungsmöglichkeiten
- Einsamkeit und Verlust von sozialen Kontakten

Andere Themen werden wichtig. Es gilt, die Diagnose und die eigene Begrenztheit akzeptieren zu lernen. Es zählt, eine neue Beziehung zur erkrankten Person aufzubauen und dem Leben einen Sinn zu geben.

Wenn die Scham zunimmt

Da die meisten Demenzkranken zu Hause leben, liegt die Hauptlast der Versorgung bei den Angehörigen, vor allem den weiblichen. Sie erleben hautnah die Verschlechterung mit. Trotz aller Mühen und Belastungen tun sich die Meisten schwer, rechtzeitig um Hilfe und Entlastung zu bitten. Sie meinen, die Herausforderungen allein bewältigen zu können oder schämen sich einfach für das Bild, das sich jetzt bietet.

Viele meiden nach und nach immer stärker die Öffentlichkeit, verstecken sich und vereinsamen.

Die Lösung ist anspruchsvoll. Es geht darum, mit der Erkrankung offen umzugehen. Das öffnet ein Tor für mehr Verständnis. Und baut zudem Brücken für die Begegnung mit dem demenziell erkrankten Menschen.

Manchmal sind einfache Hinweise wie „Mein Mann, meine Frau möchte keine Hand geben. Sie fühlt sich dadurch zu sehr bedrängt", hilfreich. Manchmal helfen auch Konzertkarten am Ende der Sitzreihe. So hat der Erkrankte den Raum, den er für sich braucht.

Gertrud H. (71) und ihr Mann Johann sind schon fast 50 Jahre verheiratet. Sie ist immer noch eine sehr attraktive Erscheinung, die durch ihre Freundlichkeit besticht. Allerdings reagiert sie schnell aggressiv, wenn Menschen ihr zu nahe kommen und verfällt in rüde Beschimpfungen bis hin zu Beleidigungen. Ihm ist das äußerst peinlich. Er schämt sich für seine Frau. Deshalb nimmt er Einladungen selbst von nahen Freunden nicht mehr an. Er geht mit ihr in kein Konzert mehr, obwohl das beider Leidenschaft gewesen ist.

*„Wir sind alle Blätter an einem Baum, keins dem anderen
ähnlich, das eine symmetrisch, das andere nicht, und doch alle
gleich wichtig im Ganzen."*

Gotthold Ephraim Lessing, deutscher Dichter (1729–1781)

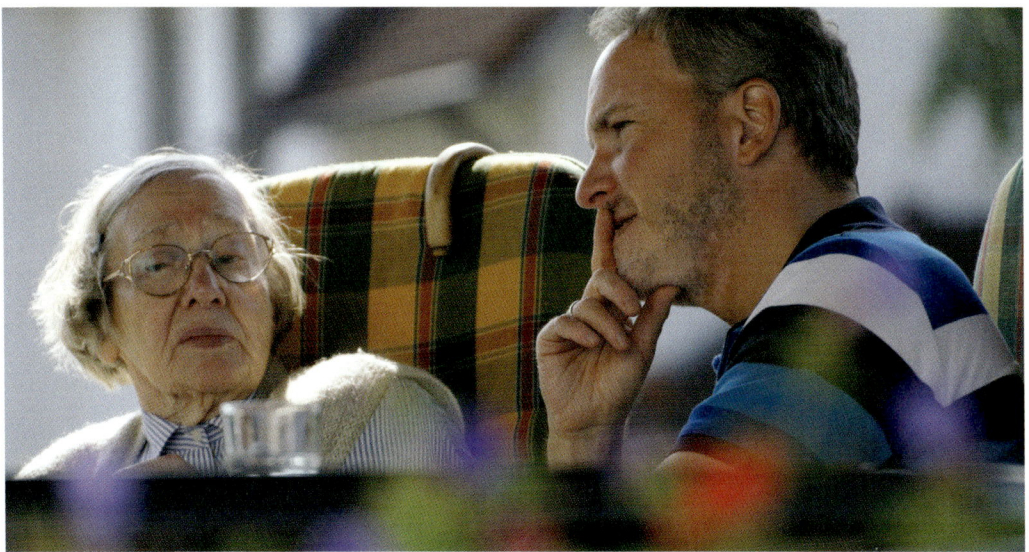

Sich gegenseitig unterstützen

Wenn die Kräfte schwinden

Eine demenzielle Erkrankung trifft stets alle Familienmitglieder. Sie erleben, wie ein geliebter Mensch Dinge, die ihn ausgemacht haben, plötzlich nicht mehr selbständig kann. Sie erleben seine Not bei der Bewältigung der Krankheit und sind selbst durch die Bewältigung des Alltags gefordert.

Viele Angehörige vernachlässigen sich und ihre Bedürfnisse. Sie zögern oft lange, bis sie Hilfe in Anspruch nehmen. Sie werden selbst über die Versorgung und Pflege, die sie der betroffenen Person zukommen lassen, krank. Die Erkenntnis, dass es ein Leben außerhalb der Demenzerkrankung gibt, dringt kaum mehr zu ihnen durch.

Hinzu kommt, dass die Demenzdiagnose oftmals „altbekannte" Familienthemen reaktiviert. Diese können sich durchaus auf den Krankheitsverlauf auswirken. Das kann das seit Jahren angespannte Verhältnis zwischen Eltern und erwachsenen Kindern betreffen. Es kann sich um Erb-Auseinandersetzungen handeln. Geschwisterliche Konkurrenzen und andere, in Familien auftretende Konflikte können hinzukommen. Diese Themen zehren zusätzlich an den Nerven und rauben Schlaf und Kraft.

Pflegende Angehörige sind vielfach selbst in einem Alter, in dem sie Unterstützung benötigen. Mit zunehmender Überforderung werden sie ungeduldig. Dafür schämen sie sich zusätzlich. Es ist ein Hin und Her zwischen Trauer, Ohnmacht und Schuldgefühlen. Das zehrt enorm an den Kräften, körperlich wie seelisch.

Lassen die Kräfte endgültig nach, kann es durchaus zu Tätlichkeiten kommen. Auslöser können Momente sein, in denen der Erkrankte sich weigert, auf die Toilette zu gehen, das Essen wieder ausspuckt oder durch permanentes lautes Rufen am Nervenkostüm seiner Umwelt zerrt.

Deshalb sollten Angehörige auf sich und ihre Gesundheit achten und über ihre Sorgen und Nöte reden können. Außerdem sollten sie Hilfe in Anspruch nehmen.

Das können professionelle Entlastung durch Pflegedienste sein, Auszeiten durch Tagesstätten oder ein Gespräch mit dem Hausarzt oder Gemeindepfarrer. Manchmal hilft es allein schon, den Humor wieder zu entdecken und so die Situation mit neuen Augen zu sehen.

Agnes M. (77) weigert sich, ohne Kopfbedeckung das Haus zu verlassen. Auf ihrer Garderobe sammeln sich unterschiedliche Modelle von Hüten für jede Jahreszeit. Eines Tages entdeckt sie dort eine Handwerkermütze. Ab da setzt sie nur noch diese Mütze auf. Allen Widerständen ihrer Familie zum Trotz. Erst als einer der Schwiegersöhne mit ihr und ihrer originellen Kopfbedeckung in den Supermarkt zum Einkaufen fährt, lässt beim Rest der Familie die Anspannung nach. Kommentar einer Enkelin: „Unsere Oma ist die schönste."

Wenn die Nacht zum Tage wird
Für viele Angehörige ist der immer wieder unterbrochene Schlaf die größte Herausforderung. Sie müssen wiederholt aufstehen, um den erkrankten Menschen zu versorgen. Da entsteht schnell der Wunsch, dem Erkrankten Schlafmittel verschreiben zu lassen. Das kann zu noch mehr Komplikationen führen. Durch die Schlafmittel sind die Menschen den Tag über eingeschränkt und wackelig auf den Beinen. Vermehrte Sturzereignisse sind die Folge. Das wiederum erhöht den Pflegebedarf.

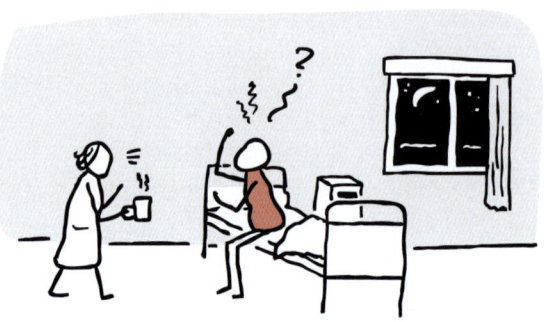

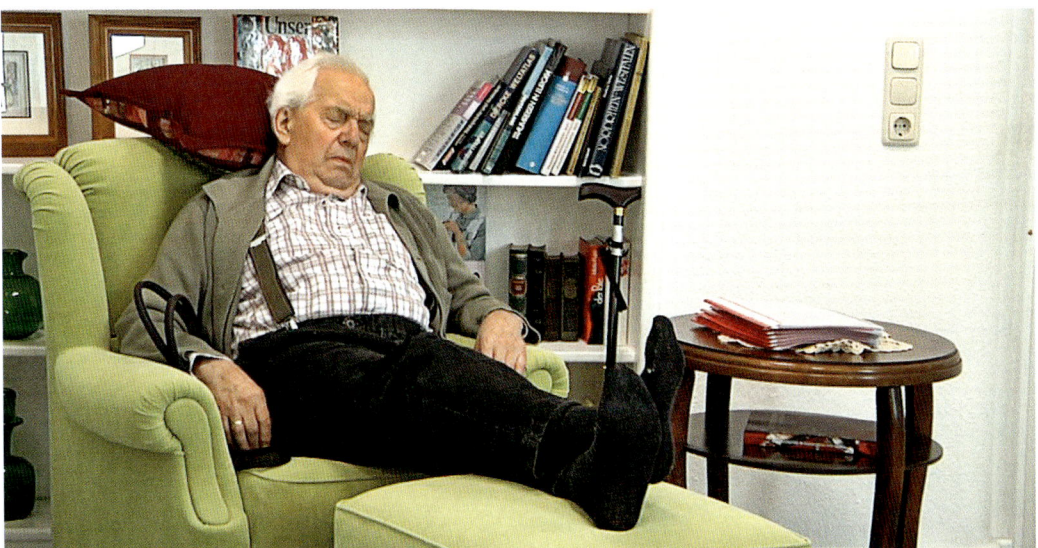

Ein kurzes Nickerchen

Was kann man tun?

Schlafen, Wachsein und körperliche Funktionen unterliegen einem Tag-Nachtrhythmus. Dieser wird von der inneren Uhr und von externen Zeitgebern gesteuert. Dazu gehören unterschiedliche Lichtverhältnisse bei Tag und Nacht, körperliche Aktivitäten, soziale Ereignisse, Medikamente und Ernährung. Außerdem alles, was sich aus der Umwelt bemerkbar macht wie Geräusche, Düfte oder Bilder.

Dieses Wissen können Angehörige nutzen.

Tipps

Das empfiehlt sich

- Körperliche Bewegung und Aktvitäten den Tag über
- Regelmäßige Schlafenszeiten
- Mittagsschlaf nicht länger als 15 Minuten – am besten nicht im Bett
- Vermeiden von Kaffee, Alkohol und Zigaretten sowie schwerem Essen vor dem Zubettgehen
- Keine aufregenden Filme oder Streitereien vor dem Zubettgehen
- Leichte Nachtmahlzeit zum Vermeiden einer nächtlichen Unterzuckerung
- Bequemes Bett
- Warmer, gut gelüfteter Schlafplatz,
- Gedämpftes Nachtlicht (Dunkelheit macht Angst)
- „Gute Nacht"-Gebet
- Ruhige Umgebung (eventuell entspannende Musik)

Wenn jemand aggressiv wird

Wenn demenziell erkrankte Menschen erleben, dass sie nicht mehr in der gewohnten Weise mit anderen in Kontakt treten können, reagieren sie womöglich auf eine Weise, die anderen unverständlich erscheint.

Karl M. (88) ist Zeit seines Lebens Soldat gewesen. Seine berufliche Laufbahn beendete er als Oberst. Gewohnt, Befehle zu geben, erwartete er von seiner Familie unbedingten Gehorsam. Jedes Mal, wenn seine Tochter ihn auffordert, etwas zu tun, wird er ungehalten, laut und schon mal handgreiflich. Mit seinem Schwiegersohn klappt das besser. Der war ebenfalls beim Militär und gibt ihm jeweils „den Marschbefehl", was zum Erstaunen der Familie problemlos funktioniert.

Ein bestimmtes Verhalten kann als aggressiv gedeutet werden oder als verzweifelter Versuch, in Kontakt zu treten. Wenn etwa jemand nicht auf Ansprache reagiert, unruhig oder aggressiv wird oder „Wanderungen" aufnimmt, kann das unterschiedliche Gründe haben. Es kann daran liegen, dass dieser Mensch sich in den Räumen nicht zurechtfindet, Schmerzen oder Angst hat, hungrig oder durstig ist.

Mit anderen Worten: hier gilt es, nach der Ursache zu forschen und sie zu beheben. Dazu braucht es Geduld, Einfühlungsvermögen und Respekt vor der Realität des anderen.

Mögliche Ursachen für aggressive Verhaltensweisen können sein:
- Missverständnisse zwischen dem Erkrankten und seiner Umgebung
- Angst
- Freiheitseinschränkungen
- „Selbstverteidigung", weil jemand sich kritisiert fühlt
- Frustration, weil jemand etwas nicht (mehr) tun kann
- Müdigkeit und/oder Erschöpfungszustand
- Unter- oder Überforderung
- Informationsüberflutung
- Sympathien bzw. Antipathien gegenüber den Helfenden
- Unerkannte Schmerzen
- Niedriger Blutzuckerspiegel, besonders abends und in den Nachtstunden
- Vorübergehender Verwirrtheitszustand (wegen akuter Erkrankung, Flüssigkeitsmangel, Medikamenten)

Wenn es gelingt, die Welt mehr aus dem Blickwinkel des demenziell erkrankten Menschen zu sehen, ist die Lösung oft schon deutlich näher. Dabei helfen Beobachtungen, welche Situationen oder Gespräche ein bestimmtes Verhalten auslösen.

„In der Nacht suchte ich den, den meine Seele liebt."
Salomo 3.1, Das Hohelied (10. Jh. v. Chr.)

Wenn Verlust Angst macht

Wenn am Ende eines langen Lebens ein Rollenwechsel ansteht und der vertraute Mensch hilfebedürftig wird, sind viele Fixpunkte im bisherigen Leben in Frage gestellt.

Bisher hat die Mutter doch immer noch so zuverlässig die Enkel gehütet. Bisher hat der Partner die Abrechnungen mit der Krankenkasse gemanagt. Bisher hat die Ehefrau sich stets um den Haushalt gekümmert. Bisher hat der Vater den Garten versorgt.

Nun ist alles anders. Das ist mehr als nur der Verlust an Handgriffen. Es ist die Zerbrechlichkeit menschlichen Lebens und die Frage an die eigene Existenz. Bange Fragen bahnen sich den Weg:
Was kommt auf mich zu? Werde ich den Herausforderungen gewachsen sein? Wird der Mensch, den ich kenne, noch der gleiche Mensch sein? Wird er/sie mich erkennen? Wie soll ich ohne seine vertrauten Gesten und Liebesbeweise leben?

Das Gleiche gilt aber auch für die von der Demenz betroffenen Menschen. Im Angesicht der Diagnose entwickeln sie ihre eigenen Ängste.

Wie werde ich mich verändern? Werde ich meine Lieben noch erkennen? Werde ich ihnen zur Last fallen? Werde ich noch Freude am Leben haben?

Je eher die Beteiligten beginnen, miteinander über ihre Ängste zu reden, umso besser.

Auch wenn sie die Zukunft nicht vorhersehen können, so kann doch vieles im Hinblick auf zukünftige Fragen besprochen werden.

Folgende Faktoren können das Leben schwer machen:
- Die Angst, im Letzten doch versagt zu haben
- Die Angst, ein gegebenes Versprechen, bis zum Schluss daheim bleiben zu dürfen, brechen zu müssen
- Die Sorge um das, was die Anderen wohl denken mögen
- Unterschiedliche Vorstellungen in der Familie darüber, was richtig ist

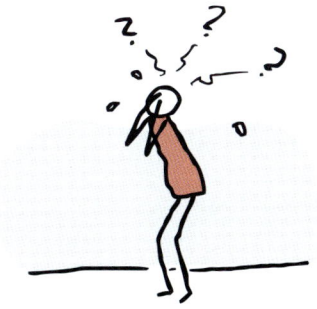

„Der Mensch braucht immer wieder Stunden, wo er sich sammelt und in sich hinein lebt."

Albert Schweitzer, deutsch-französischer Arzt (1875–1965)

Wenn alles grau erscheint

Wenn die Monate vergehen und die Herausforderungen durch das Fortschreiten der Erkrankung zunehmen, geht so manchem Angehörigen gelegentlich die Luft aus.

Nicht selten dreht sich alles nur noch um das Thema Demenz. Wenn die Angehörigen in diesen Momenten nicht ab und zu Gelegenheit zum Verschnaufen finden und Kraft tanken, kann zu viel Nähe zu einem Problem werden.

„Es gibt ein Leben außerhalb der Demenz", ist die Botschaft.

Das heißt nichts anderes, als für Atempausen zu sorgen, Entlastungsangebote in Anspruch zu nehmen und sich Zeit zu gönnen.

Sich eine Auszeit nehmen durch
- einen Besuch bei Verwandten oder Freunden
- den Besuch eines Gottesdienstes
- einen Friseurbesuch
- einen Theaterbesuch
- eine Teilnahme an einer Karnevalssitzung
- körperliche Betätigung oder Sport
- Ausspannen mit einem Buch auf dem Balkon oder der Terrasse

Unter dem Motto, „sich selbst zu verwöhnen", ist vieles möglich. Das eigene Leben wertschätzen zu lernen, hilft dabei und die Einsicht, „geht es mir gut, kann es auch anderen gut gehen".

Wenn es schwierig wird

Helene S. (84) ist am Ende ihres Lebens angekommen. Seit gut zwei Jahren kommuniziert sie mit ihrer Umwelt nur noch durch ihre Mimik. Sprache scheint für sie keine Bedeutung mehr zu haben. Nun sind Schluckstörungen hinzugekommen. Diese haben schon wiederholt zu lebensbedrohlichen Situationen geführt. In den Gesprächen mit ihren Kindern hat sie bereits früh festgelegt, dass sie nicht künstlich ernährt werden möchte. Ihre letzten Tage erlebt sie in intensiver palliativer Begleitung. Ihre Familie ist bei ihr. Ihren Kindern fällt es schwer loszulassen. Sie schläft viel. Doch jedes Mal, wenn sie die Augen öffnet, strahlt sie ihre Angehörigen an. Als sie endgültig in eine andere Welt hinüber gleitet, ist alle Krankheit von ihr gewichen.

Typisch für die schwere Phase der Demenzerkrankung ist, dass die Menschen rund um die Uhr auf Pflege und Unterstützung angewiesen sind. Vielfach sind sie immobil und verlassen kaum noch ihr Bett.

Die Bewältigung der körperlichen Beschwerden steht nun eindeutig im Vordergrund.

Wichtige Aspekte der sogenannten Palliativmedizin sind:
- Ausreichende Schmerzbehandlung
- Vermeiden von körperlichen Schädigungen durch das permanente Liegen
- Angepasste Ernährung
- Erleichterung der Atmung
- Viel persönliche Zuwendung

Auch die Angehörigen haben dabei ihren bedeutsamen Platz. Sie sind es, die dem Erkrankten das Gefühl von „Daheim" vermitteln und ihm Mut und Trost zusprechen können. Gleichzeitig brauchen sie selbst Halt und Zuspruch. Da ist es gut, erfahrene Begleiter, Pflegekräfte und Hausärzte an der Seite zu haben, um den Abschied bewusst zu gestalten.

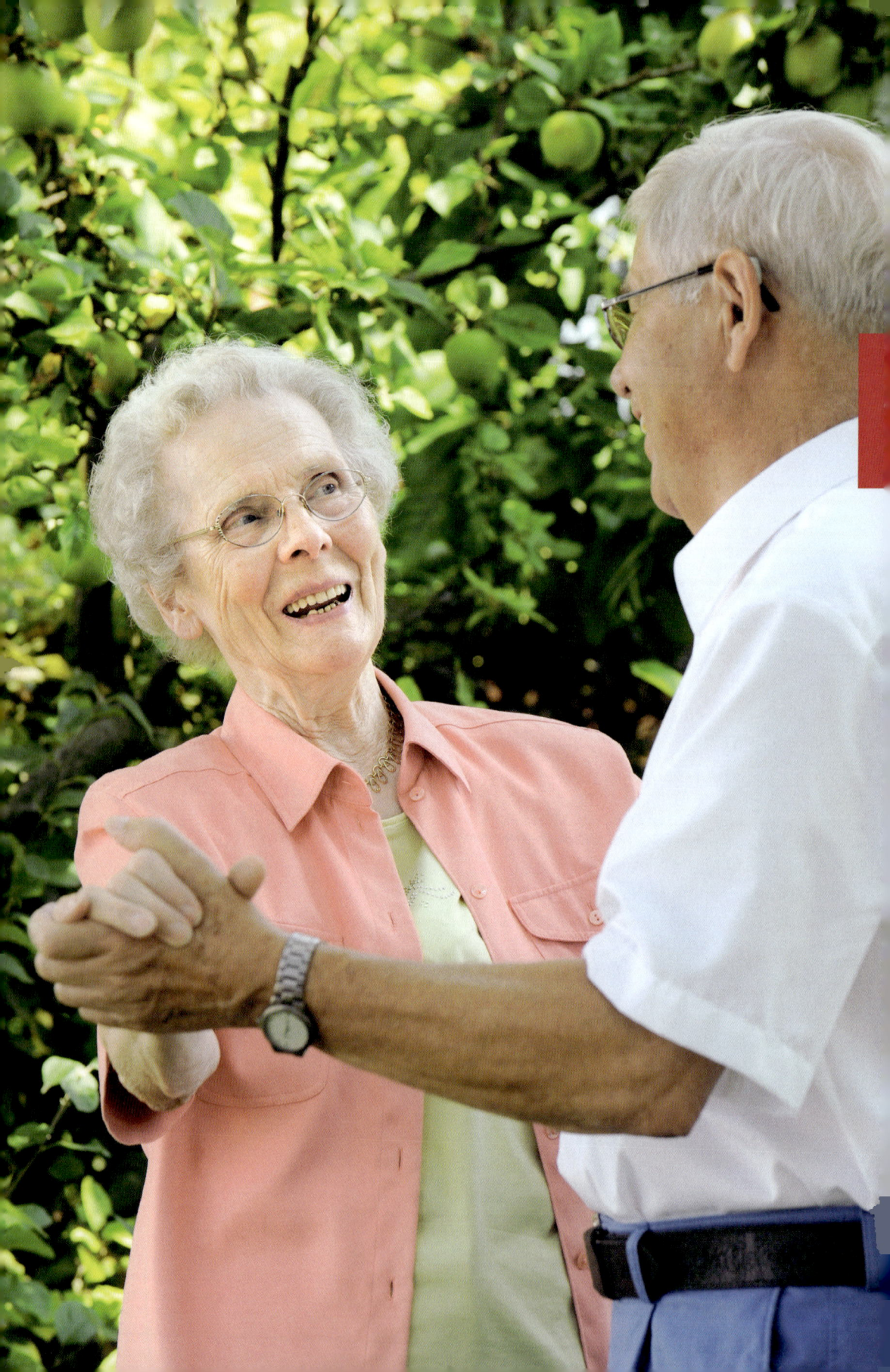

Lebensfreude

- Genuss-Momente mit der Natur
- Genuss-Momente mit Traditionen
- Genuss-Momente – sich schön machen
- Genuss-Momente – Männersache
- Genuss-Momente im Kirchenraum
- Genuss-Momente mit Tanz und Musik
- Genuss-Momente mit Kunst und Kultur
- Genuss-Momente mit Sport
- Genuss-Momente mit Tieren
- Genuss-Momente mit Silviahemmet Touch

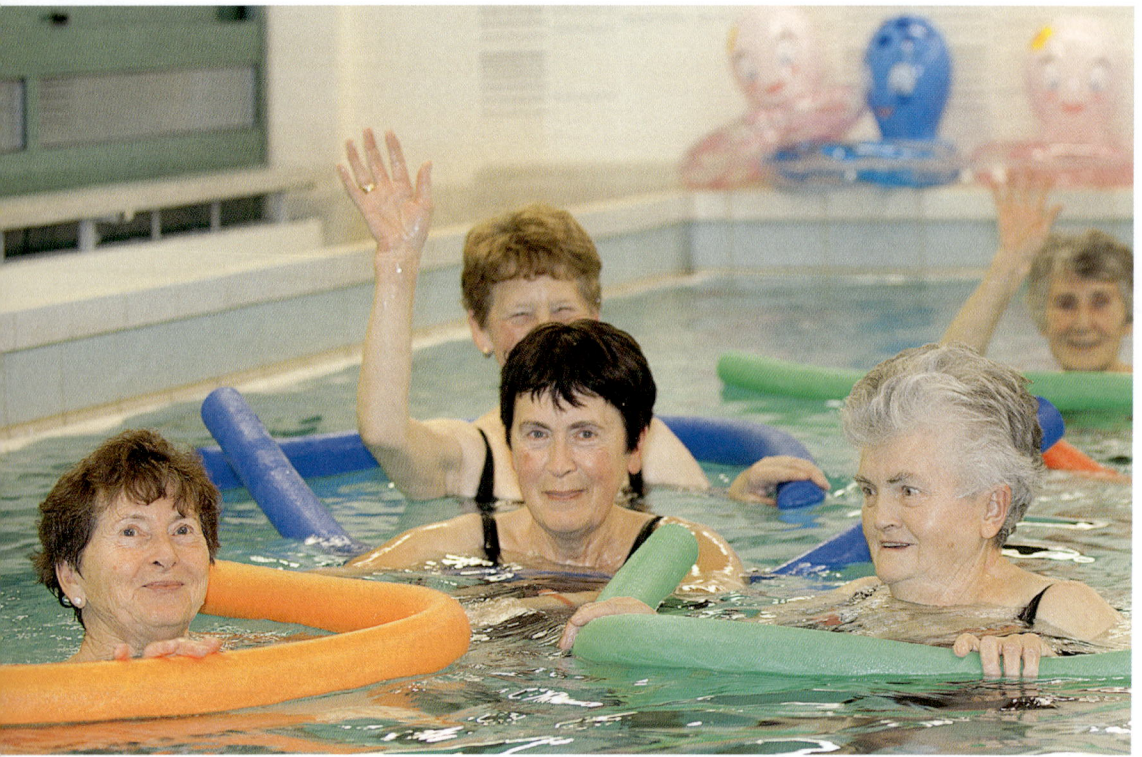

„Leben ist das, was wir daraus machen."

Henry Miller, Schriftsteller und Maler (1891–1980)

Demenz und Freude am Leben klingt für Viele wie ein unauflösbarer Widerspruch. Das muss nicht sein. Es sind oft die kleinen Dinge, die den Tag zum Erlebnis werden lassen und den Einzelnen erfreuen. Sei es der Sonnenschein nach vielen Regentagen. Sei es die heiß geliebte Gemüsesuppe. Sei es das Zwitschern der Vögel oder der alte, selbst gestrickte Pullover.

Liebgewordenes pflegen

In der Demenz erhalten Dinge eine neue Bedeutung. Vieles, was stets so wichtig war, tritt in den Hintergrund.

Gerade zu Beginn der Demenz sind Angehörige häufig verunsichert. Sie fragen sich, was noch zumutbar ist oder was der Einzelne sich wünscht. Da hilft es, die Vorlieben und Abneigungen der Betroffenen zu kennen, sich an ihren individuellen Möglichkeiten zu orientieren. Lieb gewordene Tätigkeiten und Hobbys sollten so lange als möglich beibehalten werden. Dabei kommt es darauf an, die normalen Verrichtungen des Alltags, die an Erlerntem und Erlebtem ansetzen, zu fördern. Auch Zuschauen kann sehr anregend sein, vor allem, wenn dabei über das geredet wird, was gerade passiert.

Aktivitäten
- erhalten und fördern vorhandene Ressourcen
- stärken Alltagskompetenz und Selbstwertgefühl
- tragen zur Entspannung bei
- verbessern die Stimmungslage
- vermindern die Unruhe
- verbessern Gedächtnisleistung und Orientierung
- fördern vorhandene Fähigkeiten
- erhöhen die Lebensqualität

Tipps

Mögliche Aktivitäten
- Zuhören
- „Da sein"
- Sich unterhalten
- „Sich schön machen"
- Zeitung (vor)lesen
- Bildbände und persönliche Fotoalben betrachten
- Miteinander singen
- Gemeinsam Musik hören, fernsehen oder Gedichte rezitieren
- Traditionelle Feste (Weihnachten, Ostern) feiern oder davon erzählen
- Brett- und Kartenspiele (ggf. ohne die üblichen Spielregeln)
- Spazieren gehen
- Gemeinsam am Gottesdienst teilnehmen

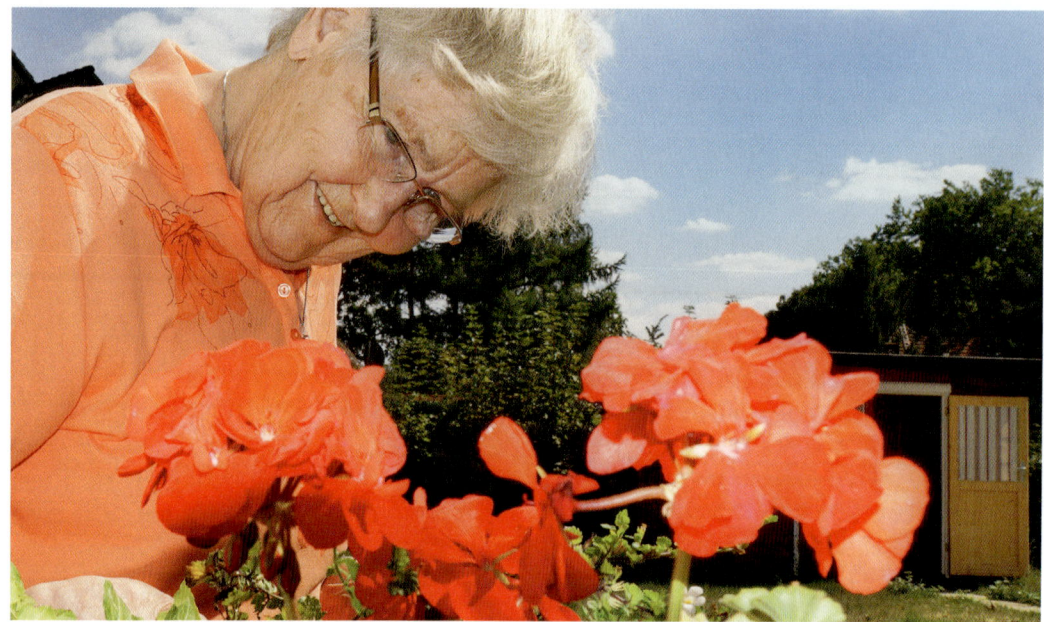

Blumenpflege

Genuss-Momente mit der Natur

Das Erleben der Jahreszeiten und der Aufenthalt in der freien Natur erschließen vielfältige Erlebnisräume. Der Kontakt mit der Natur stimuliert die Sinne. Er weckt Erinnerungen. Er hat positive Wirkung auf die Stimmung und fördert zudem den Tag-Nacht-Rhythmus und damit den nächtlichen Schlaf. Ein Spaziergang an der frischen Luft stärkt die Muskulatur. Dabei werden Glückshormone (Endorphine) ausgeschüttet.

Natur erleben kann in einem groß angelegten Park stattfinden. Es reicht aber auch ein kleiner überschaubarer Garten, ein Beet oder ein eigener Blumenkasten auf dem Balkon oder der Fensterbank mit Pflanzen und Kräutern, die duften und gehegt und gepflegt werden wollen.

Steht ein Garten am Haus zur Verfügung, gilt es, einige Dinge zu beachten. Der Garten sollte stolperfrei zugänglich sein. Die Wege sollten deutlich sichtbar sein. Da ältere Menschen zu Rückenproblemen neigen, bietet sich ein Hochbeet an. Die Gartenbank sollte im Schatten stehen. Ein Vogelhäuschen kann das Geschehen im Garten zusätzlich beleben.

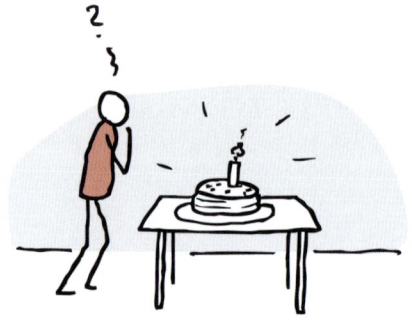

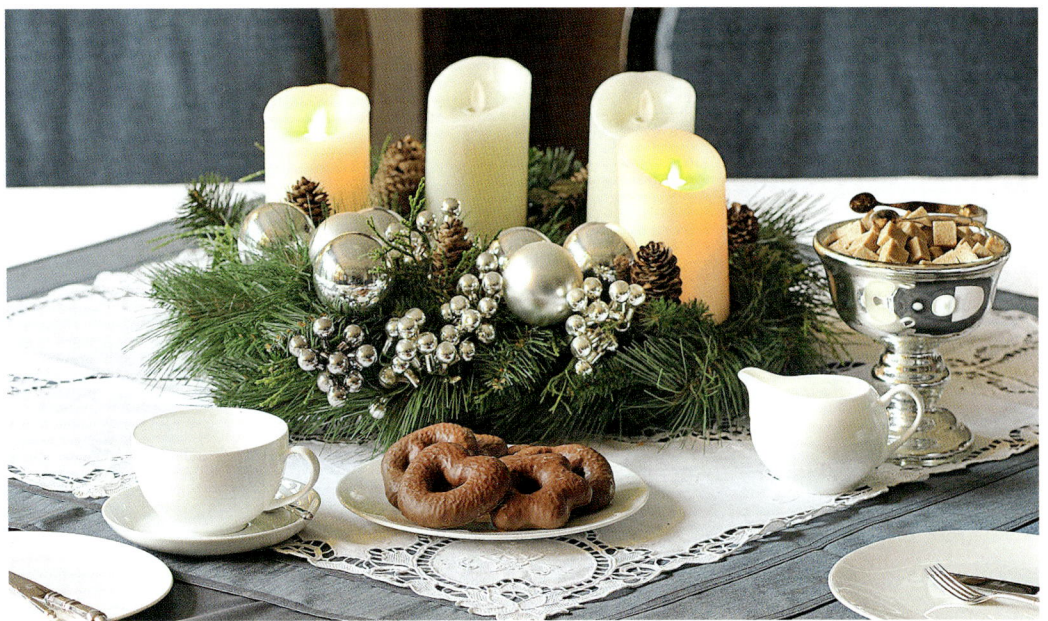

Feste im Jahreskreis

Genuss-Momente mit Traditionen

Kaum etwas prägt unser Leben so nachhaltig wie Traditionen. Da ist die Feier der Geburts- oder Namenstage. Da sind die kirchlichen Feste wie Weihnachten, Ostern, St. Martin und Nikolaus. Hinzu kommen die lokalen Ereignisse und die mit bestimmten Riten belegten Familienfeste. Von Großmutters Marmorkuchen bis zum Gänsebraten-Festessen ist alles dabei.

An alle diese Ereignisse sind Erinnerungen geknüpft, freudige wie traurige. Viele Momente sind auf Fotos festgehalten. Da ergeben sich viele Gelegenheiten, anzudocken.

Marlies (56) hat nach mehreren Schlaganfällen eine gefäßbedingte Demenz entwickelt. Sie war ihr Leben lang im rheinischen Karneval aktiv und im Straßenkarneval stets dabei. Die letzten beiden Jahre hat ihr Lebenspartner sie in Kostüm und Maske im Rollstuhl mit zum Zug genommen, was Marlies' Augen über die Maßen hat erstrahlen lassen.

Natürlich weiß man im Vorfeld nicht, ob das, was man sich vorstellt, das Richtige ist. Ein bisschen Mut braucht es schon. Es gehört dazu, zu akzeptieren, dass es schief gehen kann. Die Erfahrung zeigt: Gerade dieser Rückgriff auf Traditionen bereitet beiden Freude, den Erkrankten wie den Angehörigen.

Genuss-Momente – sich schön machen

Gerda (59) lebt seit einiger Zeit in einer Wohngruppe für Demenzkranke. Ihr größtes Glück ist es, sich morgens mit Unterstützung ausgiebig zu schminken und in ihrer Schmuckkassette Ohrringe auszusuchen. Ihr knallroter Lippenstift ist ihr Markenzeichen.

Es ist noch gar nicht so lange her, da hatten Menschen in Pflegeeinrichtungen alle den gleichen langweiligen „Institutshaarschnitt". Kosmetika waren unter den Pflegeartikeln nicht zu finden. Doch das hat sich nach und nach geändert. „Sich schön machen" ist kein Tabu mehr.

Natürlich ist äußere Schönheit nicht alles. Doch die Art sich zu kleiden und zu stylen drückt viel von der inneren Befindlichkeit und Lebenseinstellung aus, gibt Selbstbestätigung und unterstreicht die Freude am Leben. Und das betrifft nicht nur die Frauen.

Olaf (88) ist ein Charmeur erster Güte. Seit einigen Jahren ist er an Alzheimer erkrankt. Täglich trägt er seinen weißen Anzug und sein Halstuch. Er genießt die bewundernden Blicke der Frauen. Die kritischen Blicke der Herren ignoriert er.

Für demenziell veränderte Menschen ist es bisweilen eine Herausforderung, deutlich zu machen, was sie wie gerne hätten und was nicht. Denn nicht immer ist die Biografie aussagekräftig und die Vorstellungen der Umgebung müssen nicht zwangsläufig mit denen der jeweiligen Person übereinstimmen.

Hilde S. (83) hat stets nur Röcke getragen. Hosen waren für sie kein Thema. Neuerdings weigert sie sich standhaft, Röcke anzuziehen. Sie akzeptiert nur noch weit geschnittene Jeans. Da hilft kein gutes Zureden. Selbst bei festlichen Anlässen wie die Hochzeit der Enkelin muss die Familie Jeans akzeptieren. Keiner weiß, warum.

Es bleibt spannend.

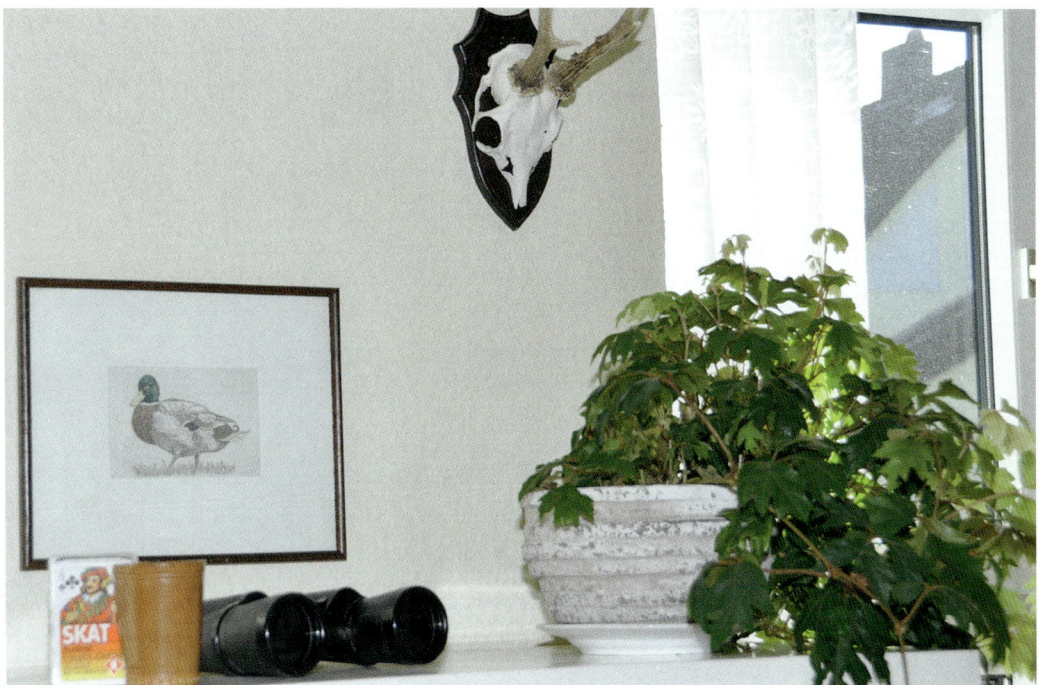

Männliche Themen

Genuss-Momente – Männersache

Für Frauen ist das Angebot groß, wenn von Aktivitäten und „Beschäftigung" für Menschen mit Demenz die Rede ist. Da dreht sich vieles um Kochen, Backen, Dekorieren, Singen, Sitztanz und Kaffee trinken oder Reden.

Viele Männer haben andere Vorlieben. Bei ihnen stehen Dinge hoch im Kurs wie Stammtisch oder Skatrunden, Krafttraining oder Kegeln, Besuche von Autohäusern oder Kneipen. In ihren Gesprächsrunden dreht sich vieles um Sportereignisse, Pokale, Jubiläen, Wetter, Geld, Besitz und Politik.

Um die richtigen Angebote zu finden, sind Phantasie und Einfühlungsvermögen gefragt.

Überlegen Sie:
- Was hat Ihr Mann/Vater früher gerne gemacht?
- Für wen hat er sich interessiert?
- Was waren seine beruflichen Tätigkeiten?
- Hat er gerne Dinge repariert?
- Wie hat er seine Urlaube verlebt?
- Welche Sportarten hat er bevorzugt?
- Was waren die Themen, wenn Freunde zu Besuch kamen?

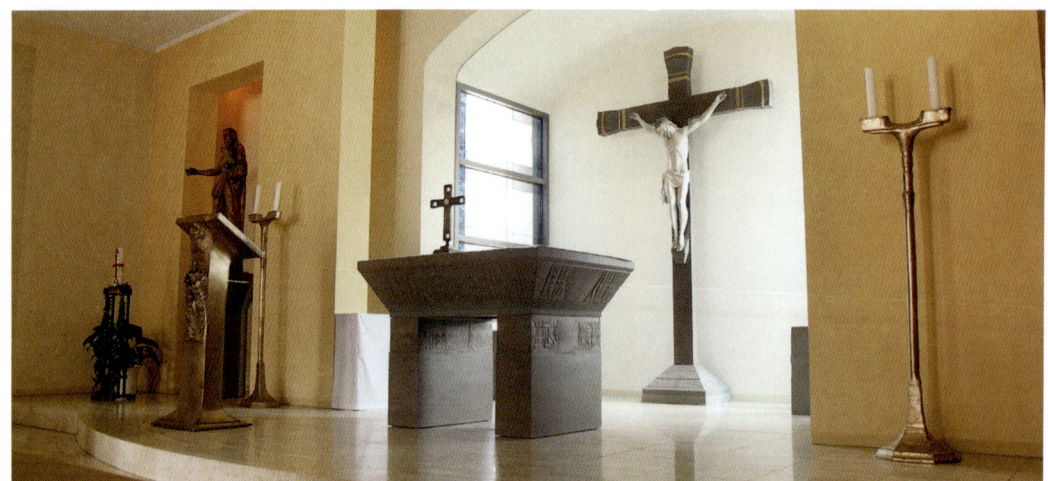

Räume der Stille

Genuss-Momente im Kirchenraum

In unserer oft lauten Welt braucht es Oasen der Ruhe. Kirchen können solche Orte sein. Orte der Stille. Orte der Besinnung. Orte des Gebets und der Hoffnung.

Viele Menschen kehren in Phasen von Krankheit und Not zu ihren Glaubenswurzeln zurück. In vertrauten Riten erleben sie Trost und Zuversicht. Auch Menschen mit einer Demenz haben ihre ureigenen spirituellen Bedürfnisse.

In manchen Gottesdiensten ist es bewegend zu erleben, wie sie aufblühen. Sie nehmen aktiv am Geschehen teil. Manch einer, der kaum noch ein Wort artikulieren kann, singt aus vollem Herzen mit, lauscht andächtig dem Orgelspiel. Andere kommen vor dem Bild einer Heiligen oder der Statue einer Madonna zur Ruhe.

Vielleicht sind Menschen, für die die Bedeutung der alltäglichen Dinge mehr und mehr in den Hintergrund tritt, empfänglicher für transzendentale Erfahrungen als vielfach vermutet. Sie leiden tagtäglich unter den Grenzen ihrer Möglichkeiten. Da ist ein bedingungsloses Willkommen, wie es Kirchen bieten, ein Geschenk. Sie können sich dort als vollwertiges Mitglied der Gemeinschaft erleben.

Das Bedürfnis nach spirituellen Momenten kann ganz unterschiedlich ausgestaltet werden. Das gemeinsame Tischgebet kann ebenso dazu gehören wie der sonntägliche Kirchgang. Mancherorts ist ein Besuch des Pfarrers möglich. Oder es besteht Kontakt zu einer Ordensgemeinschaft. Nachmittage im Seniorentreff der Kirchengemeinde können „geistliche Nahrung" enthalten wie Krankenbesuche durch ehrenamtlich tätige Gemeindemitglieder.

In der Regel geben die Kirchengemeinden gerne Auskunft über die Möglichkeiten und Angebote vor Ort.

Genuss-Momente mit Tanz und Musik

Musik hat die Kraft, positive Gefühle auszulösen. Dem kommt hohe Bedeutung zu, wenn mit dem Fortschreiten der Demenz die sprachlichen Möglichkeiten abnehmen.

Viele Menschen genießen das gemeinsame Singen – auch wenn der richtige Ton nicht immer getroffen wird. Manche Erkrankte, die schon längst nicht mehr reden, singen alle Strophen eines Kinderliedes oder ganze Litaneien aus dem Gesangbuch mit – und das auswendig.

Auch Malen ist ein Angebot, das viele positive Gefühle auslöst. Der Umgang mit Stift und Papier kann für Erkrankte eine gute Möglichkeit sein, sich auszudrücken. Es kommt auf einen Versuch an.

Experten gehen schon länger davon aus, dass körperliche Bewegung gepaart mit geistigen Aktivitäten das Gedächtnis spürbar verbessert. Das ist beim Tanzen der Fall.

Gesellschaftstänze erfordern körperliche Kondition und Konzentration. Sie fördern die Körperwahrnehmung und die sozialen Kontakte. Über das Zusammenspiel von Musik und Bewegung vermittelt sie zudem Lebensfreude.

Da Bewegungserinnerungen sich in der Muskulatur erstaunlich lange halten, ist die Chance groß, dass demenziell veränderte Menschen vom Tanzen profitieren. Mehr und mehr finden sich Angebote für Demenzkranke und ihre Angehörigen zu gemeinsamen Tanztees. Interessanterweise nutzen das auch Männer, die in jüngeren Jahren oft als Tanzmuffel galten.

Musik kann
- Körper und Sinne positiv beeinflussen
- Gefühle auslösen
- Freude schaffen
- Zu guten Begegnungen und Gemeinschaft beitragen
- Zu Bewegung motivieren
- Motorische Unruhe dämpfen
- Erinnerungen an Personen und Ereignisse aktivieren
- Dem Alltag Bedeutung geben
- Lebensqualität schenken

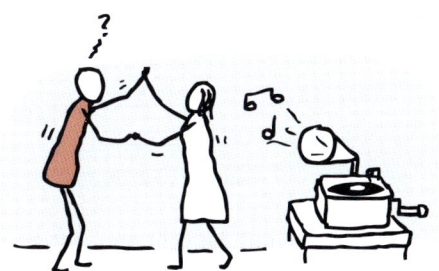

Genuss-Momente mit Kunst und Kultur

Der Besuch eines Museums ist stets ein Erlebnis besonderer Art, egal ob es sich um ein heimatkundliches oder ein Nationalmuseum mit wertvollen Exponaten handelt. Die Welt mit den Augen des Künstlers oder Historikers zu sehen und sich an schönen Dingen zu erfreuen, ermöglicht es dem Betrachter, seinem Alltag neue Impulse zu geben.

Seit einigen Jahren bieten Museen und Ausstellungen begleitete Führungen speziell für Menschen mit Demenz und ihre Angehörigen an. Das findet vermehrt Zuspruch. Es lohnt sich, im eigenen Lebensumfeld gezielt nach solchen Angeboten zu suchen.

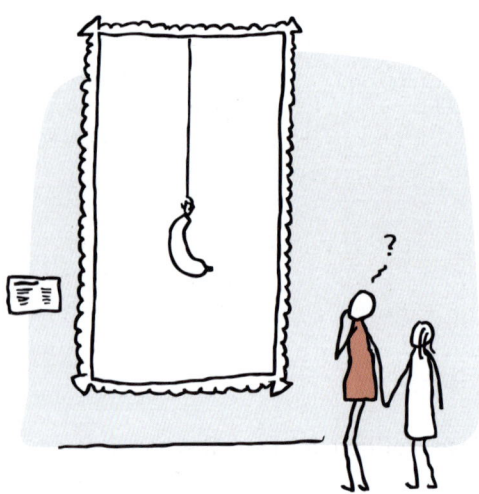

Genuss-Momente mit Sport

Elisabeth H. (88) ist eine ehemalige Hebamme. Sie leidet seit einigen Jahren an einer gemischten Form der Demenz. Arzttermine nimmt sie mehrmals war, weil sie sich nicht merken kann, dass sie ihren Hausarzt bereits gesehen hat. Manchmal treffen Nachbarn sie spät abends auf der Straße, weil „sie zu einer Entbindung gerufen wurde". Ihre größte Leidenschaft ist Fahrrad fahren. Sie fährt uneinholbar und wie der Blitz, gelegentlich auch gegen die Fahrtrichtung. Das hält sie fit.

Wer kennt sie nicht, diese „Zipperlein" des Alters? Rücken, Gelenkbeschwerden, Gangunsicherheit.

Sportwissenschaftler haben gezeigt, dass Bewegung bis ins hohe Alter Menschen „verjüngt". Bewegung verbessert die geistige Leistungskraft. Gerade bei Demenzerkrankten stärkt sie die Alltagskompetenzen. Dabei geht es nicht um Hochleistungssport, sondern um regelmäßige körperliche Aktivitäten, die das Herz-Kreislauf-System beleben, die Muskulatur stärken, die Ausdauer trainieren und die Koordination fördern.

Ob das dann der tägliche Spaziergang mit dem Hund ist oder Wassergymnastik, ist davon abhängig, was einem liegt und Freude macht. In jeden Fall ist es nie zu spät, damit zu beginnen.

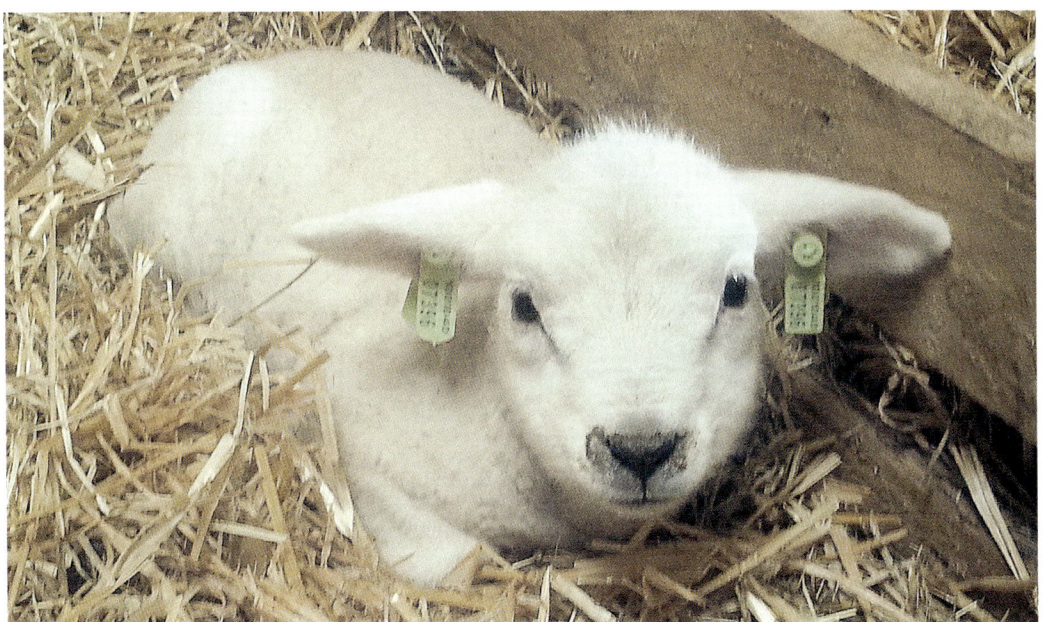

Ausflug in den Streichelzoo

Genuss-Momente mit Tieren

Auf Wohlbefinden und Lebensqualität haben Tiere zumeist einen guten Einfluss. Nicht wenige ältere Menschen leben deshalb in häuslicher Gemeinschaft mit einem Hund oder einer Katze.

Oft bieten bereits kleine Tiere wie Wellensittiche oder Meerschweinchen einen Anreiz für demenziell veränderte Menschen, sich um dieses Tier zu kümmern und eine Beziehung aufzubauen.

Wenn eigens für einen demenziell erkrankten Menschen ein Tier angeschafft wird, gibt es einiges zu bedenken: Welches Tier ist geeignet? Hat der Erkrankte Erfahrungen im Umgang mit Tieren? Positive oder negative? Wer kann das Tier zuverlässig versorgen? Und was wird aus dem Tier, wenn ein Wohnungswechsel ansteht?

Doch es braucht nicht immer ein eigenes Tier. Die Beobachtung von Tieren im Freien oder im Zoo, selbst das gemeinsame Betrachten von Tiersendungen kann beleben und Lebensfreude schenken.

Je nachdem können aber auch künstliche Tiere eingesetzt werden. Hier gibt es viele Möglichkeiten, von nahezu lebensechten Tieren, über Stofftiere mit integrierter Wärmflasche bis hin zu einfachen Stofftieren.

Diese Stofftiere reichen oft schon aus, um Geborgenheit zu vermitteln. Sie können zu einem ständigen Begleiter werden. Eines können lebende Tiere oder Stofftiere allerdings nicht: sie können keine zwischenmenschlichen Beziehungen ersetzen.

Genuss-Momente mit Silviahemmet Touch

Silviahemmet Touch (engl.: Berührung) ist eine besondere Form der Berührung der Hände, des Rückens oder der Füße, die dem Gebenden wie dem Empfangenden Ruhe und Wohlgefühl vermittelt.

Sie benötigen eine fetthaltige Hautcreme oder Öl. Es reicht normales Olivenöl. Wichtig ist, dass der Duft der Creme oder des Öls den Erkrankten nicht irritiert.

Und so geht's:

- Setzen Sie sich dem Erkrankten gegenüber.
- Nehmen Sie Blickkontakt auf.
- Wählen Sie eine ruhige Hintergrundmusik.
- Sorgen Sie für eine angenehme Raumtemperatur.
- Erklären Sie, was geschehen wird.
- Schließen Sie Störungen aus.
- Halten Sie während der Sitzung die Hände warm und schlagen Sie die Hand, die nicht behandelt wird, in ein Handtuch ein.
- Halten Sie das Öl in Reichweite.
- Geben Sie das Öl in die eigene Handfläche. Verteilen und wärmen Sie es mit der anderen Hand an. Dann können Sie mit der Berührung beginnen.

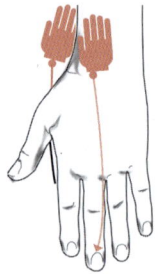

1 Die Hand des Erkrankten zwischen beide Hände nehmen und vom Gelenk zu den Fingerspitzen hin ausstreichen. Daumen nicht vergessen.

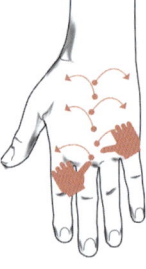

2 Hand halten. Mit den Daumen den Handrücken von den Fingern zum Handgelenk hin fächerförmig ausstreichen (drei bis viermal).

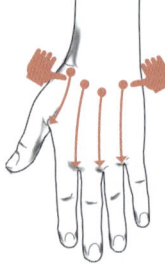

3 Die Daumen mit sanftem Druck von der Handwurzel, zwischen den Mittelhandknochen entlang zu den einzelnen Fingerzwischenräumen ziehen und dort den Druck kurz halten (jede Strecke dreimal).

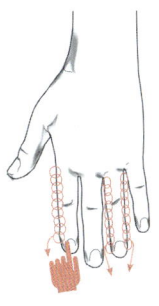

4 Einen Finger nach dem anderen erst seitlich vom Fingergrundgelenk zur Fingerspitze mit Daumen und Zeigefinger ausstreichen. In umgekehrter Richtung „Zugfahren": kleine kreisende Bewegungen mit Daumen und Zeigefinger zur Fingerwurzel hin. Den Finger kurz umschließen, abschließend mit leichtem Druck auf den Fingernagel die Berührung des Fingers abschließen (einmal pro Finger).

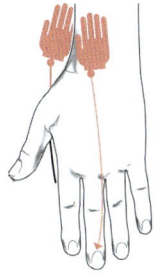

5 Wie bei Punkt **1**, danach Hand wenden.

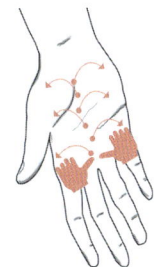

6 Wie bei Punkt **2**, jetzt auf der Handinnenfläche.

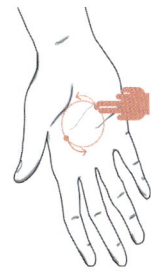

7 Handinnenfläche „putzen": mit Zeige-, Mittel- und Ringfinger die Handinnenfläche im Uhrzeigersinn kreisend „putzen".

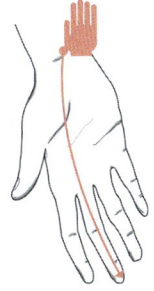

8 Mit leichtem Druck Handgelenk auf Handgelenk, Puls auf Puls drücken, dann die Hand zu den Fingerspitzen hin ausstreichen (dreimal wiederholen). Danach Hand wieder wenden.

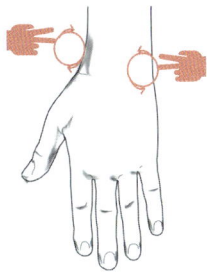

9 Das Handgelenk beidseitig erst mit dem Daumen (oben/ seitlich) dann mit dem Zeigefinger (unten/ seitlich) kreisend massieren.

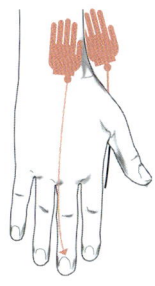

10 ie bei Punkt **1**, danach die Hand kurz festhalten und dann ins Handtuch einschlagen.

Die Berührung der zweiten Hand erfolgt nach dem gleichen Schema.

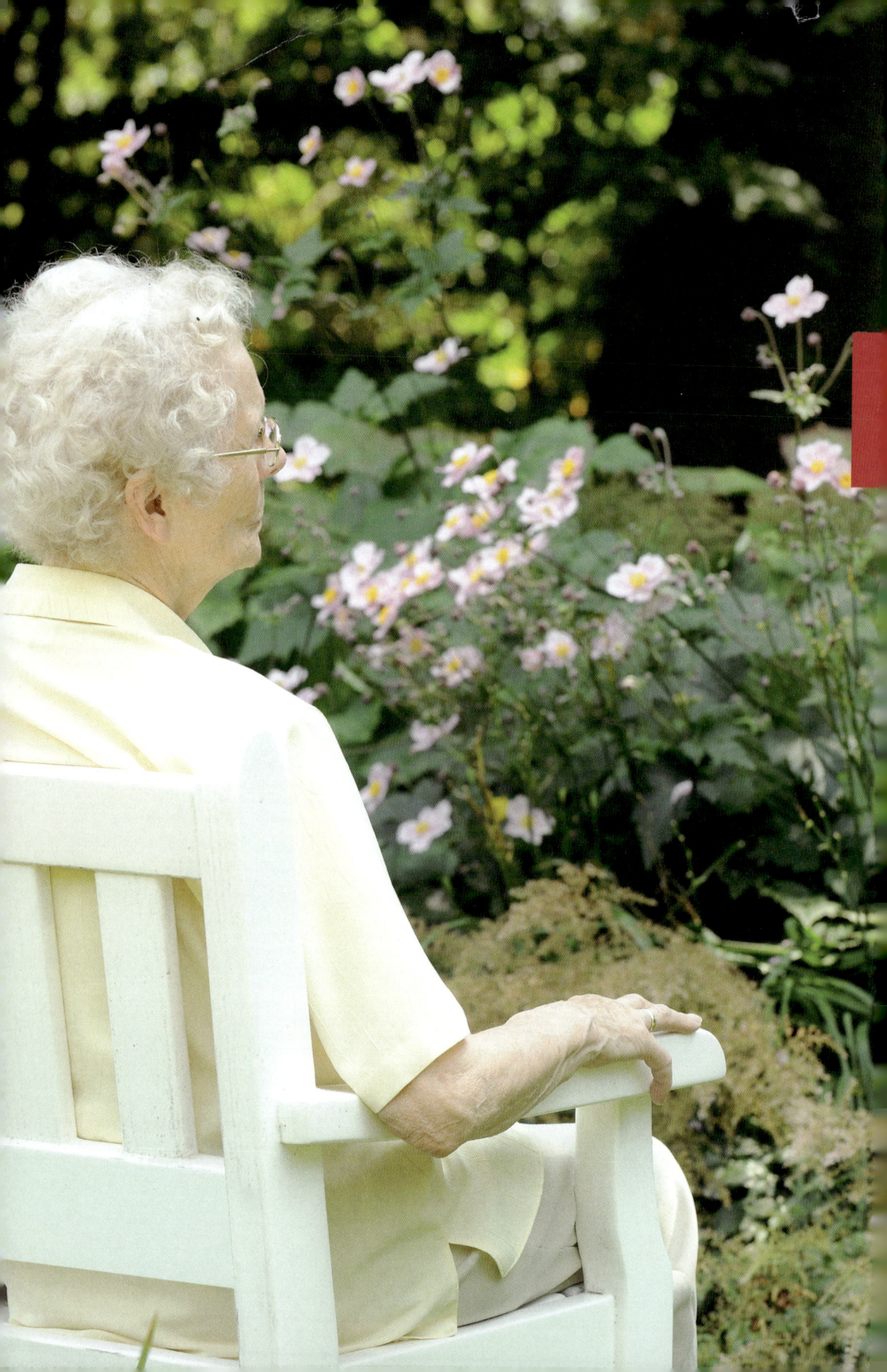

Tipps

- Urlaub machen
- Besuchs- und Begleitdienste finden
- Treffpunkte entdecken
- Tagestreffs erleben
- Kurzzeitpflege
- Krankenhaus
- Altenhilfe in Anspruch nehmen
- Selbsthilfegruppen besuchen
- Lebensgemeinschaften

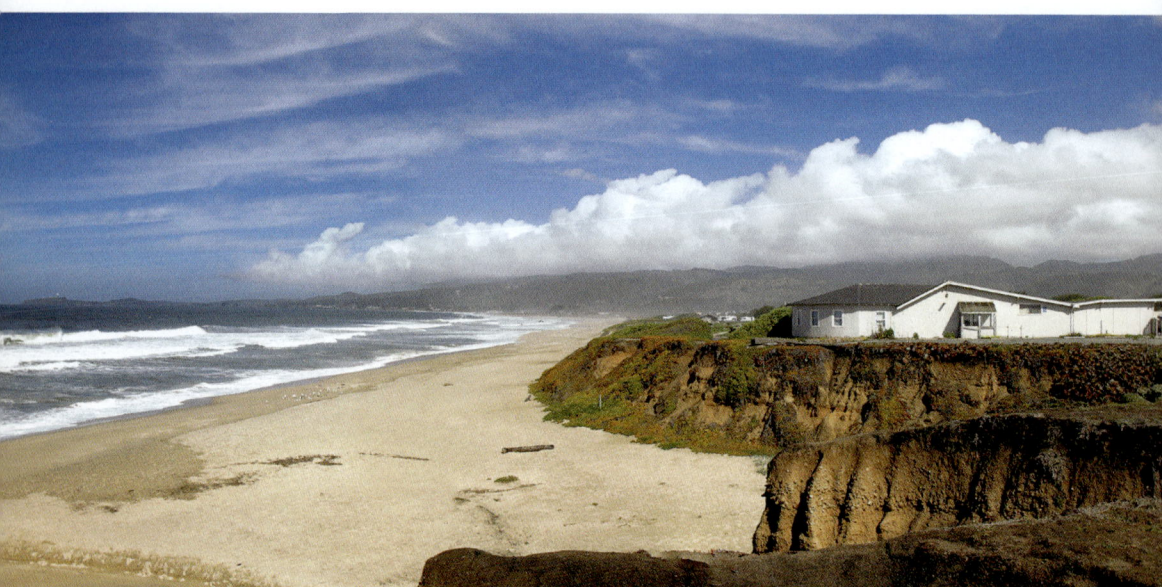

Die Lebensqualität erhalten, auch unter schwierigen Umständen, wünschen sich Erkrankte wie Angehörige.

> **Wilhelm N. (72)** leidet seit mehreren Jahren an einer Alzheimer Demenz. Seine Frau versorgt ihn rund um die Uhr. Ambulante Pflegekräfte unterstützen sie dabei. Früher sind sie regelmäßig ans Meer gefahren. Seitdem er im Rollstuhl sitzt, schafft sie es kräftemäßig nicht mehr. Ihr letzter Urlaub liegt länger zurück. Als eine Mitarbeiterin der ambulanten Pflege ihr vorschlägt, ihren Wilhelm für einige Tage in die Kurzzeitpflege zu geben, lehnt sie das brüsk ab. Niemand kann ihren Wilhelm so gut versorgen wie sie. Erst im Gespräch mit ihren Söhnen wird ihr klar, dass ihre Gesundheit der Garant dafür ist, dass ihr Mann weiter zu Hause gepflegt werden kann.

Es gibt mittlerweile viele Angebote und Hilfen, die es im eigenen Einzugsbereich zu entdecken gilt. Sie warten darauf, genutzt zu werden.

Seit einigen Jahren werden die verschiedenen Möglichkeiten der zeitweiligen Entlastung für Erkrankte und Angehörige durch die Pflegekassen bezuschusst. Dazu gehören unter anderem die Verhinderungspflege, die Kurzzeitpflege und die Tages- und Nachtpflege. Lassen Sie sich von Pflegekassen und Pflegestützpunkten beraten, welche Möglichkeiten sich Ihnen bieten.

Urlaub machen

Ab und zu mal ausspannen. Die Tapeten wechseln. Den Alltag hinter sich lassen und an der frischen Luft bewegen. Das ist ein häufig gehegter Wunsch. Aber geht das auch für und mit demenziell veränderten Menschen?

Einfacher ist es, wenn die Gegend durch vorherige Urlaube schon gut bekannt ist. Das gibt Sicherheit und lässt darauf hoffen, dass alle Beteiligten sich schnell einleben. Gleiches gilt für die Mahlzeiten.

Liegen größere Orientierungsstörungen vor, ist möglicherweise Unterstützung bei den Ausflügen hilfreich. Sinnvoll ist ein Zettel in der Hosen- oder Handtasche mit der Adresse der Unterkunft.

Zu klären ist, ob der demenziell erkrankte Mensch allein in seinem Zimmer schlafen kann oder die Anwesenheit einer vertrauten Person benötigt. Auf jeden Fall sollte er die Möglichkeit haben, sich bemerkbar zu machen, wenn er Hilfe benötigt.

Größere Menschenansammlungen oder zu viele verschiedene Aktivitäten an einem Tag können schnell zu einer Reizüberflutung führen. Deshalb sollten Events mit geringeren Teilnehmerzahlen, etwa ein Orgelkonzert in der Dorfkirche oder eine Führung durch botanische Anlagen, den Vorzug erhalten. Und dann: nicht alles auf einmal.

Wer nicht allein mit seinem erkrankten Angehörigen reisen möchte, kann sich betreuten Urlaubsangeboten anschließen wie sie etwa die Alzheimer Gesellschaft anbietet.

Tipps

Urlaub
- Wählen Sie bekannte und liebgewordene Reiseziele mit einem hohen Wiedererkennungswert aus.
- Erkundigen Sie sich, ob es vor Ort Angebote für Menschen mit Demenz und ihre Angehörigen gibt und welche.
- Planen Sie für die An- und Abreise ausreichend Pausen ein.
- Begleiten Sie am Ziel den Erkrankten bei der Erkundung der Gegend.
- Nehmen Sie sich in der Tagesplanung nicht zu viel auf einmal vor.
- Pflegen Sie auch im Urlaub Ihre Hobbys.
- Gönnen Sie sich und allen anderen ausreichend Ruhephasen.
- Denken Sie an die Medikamente.

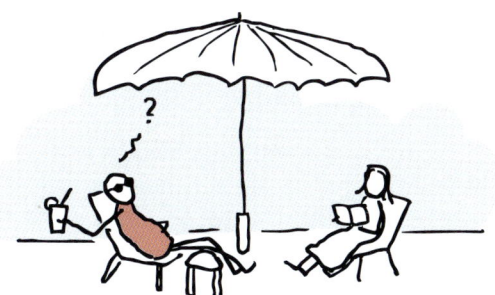

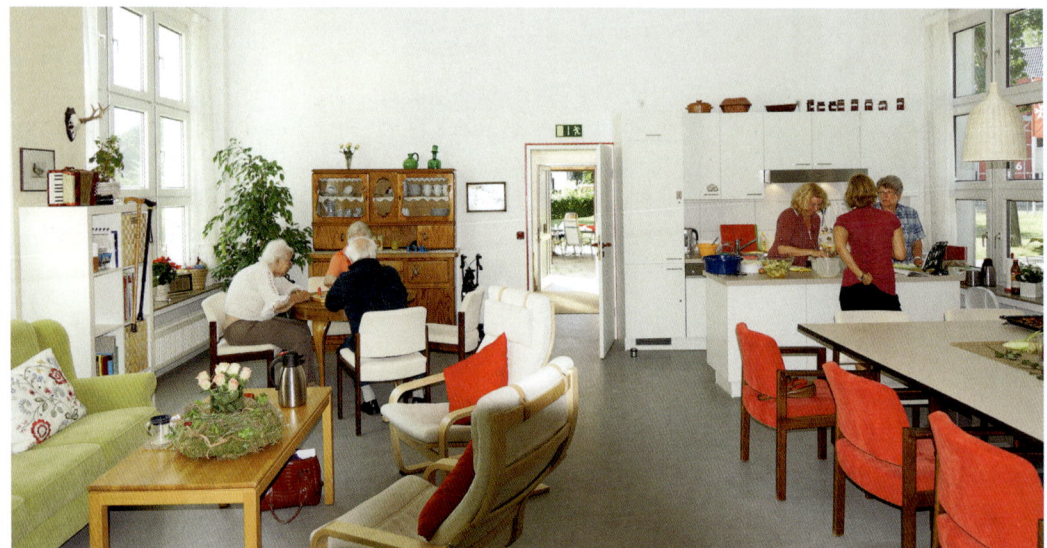

Blick in einen Tagestreff

Besuchs- und Begleitdienste finden

In den letzten Jahren sind bundesweit ehrenamtliche Besuchs- und Begleitdienste entstanden. Hier engagieren sich Menschen, die Erkrankte in ihrer häuslichen Umgebung besuchen. Sie gehen mit ihnen spazieren, begleiten sie beim Einkauf oder auf Ausflügen. Sie lesen vor, schauen mit ihnen Fotoalben an oder hören mit ihnen gemeinsam Musik.

Den Angehörigen verschafft dieses Angebot „Luft". Sie können die Gelegenheit nutzen und Termine außer Haus wahrnehmen. Sie können sich ausruhen oder die notwendigen Hausarbeiten erledigen.

Diese Dienste werden von nahezu allen Wohlfahrtsorganisationen angeboten. Die lokalen Angebote finden Sie im Internet oder Sie können sie bei den Demenz-Stützpunkten erfragen.

Treffpunkte entdecken

Sie heißen „Demenzcafé" oder „Café Malta". Sie nennen sich „Demenztreff" oder „Café Vergissmeinnicht". Alle diese Treffpunkte sind auf Menschen mit Demenz und ihre Angehörigen ausgerichtet.

Neben einem gemütlichen Kaffeeklatsch wird all das gemacht, was Freude macht. Singen, spielen und in die Vergangenheit eintauchen sind einige der Möglichkeiten.

Getragen werden diese regelmäßigen Angebote, die meist am Nachmittag stattfinden, von ehrenamtlich Engagierten.

In der Zeit können die Angehörigen ihren eigenen Dingen nachgehen. Manche Treffpunkte bieten parallel Gesprächsgruppen oder auch Pflegekurse für Angehörige an.

Angebote finden Sie im Internet oder im lokalen Teil der Tageszeitungen.

Tagestreffs erleben

Manchen Menschen fällt es bereits zu Beginn der Demenzerkrankung schwer, ihren Tag zu strukturieren. Sie kommen immer mehr aus dem Trott. Sie möchten aktiv am Alltag teilhaben, benötigen jedoch mehr Zeit als zuvor und brauchen Unterstützung. Diese Entwicklung kann zu einer echten Geduldsprobe werden.

Als Folge davon ziehen sich die Erkrankten zurück, da sie sich nichts mehr zutrauen. Rückzug jedoch wirkt sich negativ auf den Krankheitsverlauf aus.

In den vergangenen Jahren haben die Malteser damit begonnen, für Menschen mit einer beginnenden Demenzerkrankung Tagesstätten aufzubauen. Ihr Name: „Malteser Tagestreff MalTa". In diesen Tagestreffs nehmen die Erkrankten aktiv am Leben teil und verrichten noch Vieles selbst.

Eine Liste der bereits bestehenden Tagestätten finden Sie im Internet.

Kurzzeitpflege

Mehr und mehr Angehörige nutzen das Angebot, über die Kurzzeitpflege eine Auszeit zu nehmen. Das schafft Luft und gibt den Erkrankten die Möglichkeit, außerhalb des eigenen Zuhauses in Gemeinschaft einige Tage zu verbringen.

Die Kurzzeitpflege ist zudem eine Möglichkeit, bei einem notwendigen Krankenhausaufenthalt des pflegenden Angehörigen oder auch bei Urlaubsaufenthalten, den Erkrankten in einer Einrichtung in guten Händen zu wissen.

Viele Einrichtungen der Altenhilfe bieten diese Möglichkeit an wie auch verschiedene Wohngruppen für Menschen mit Demenz. Oft kennen der Hausarzt, die ambulanten Pflegedienste oder die Pflegestützpunkte das lokale Angebot.

Krankenhaus

Für Menschen mit einer Demenz ist eine notwendige stationäre Behandlung in einem Krankenhaus mit großen Herausforderungen verbunden. Sie werden aus ihrer gewohnten Umgebung und Tagesroutine heraus gerissen. Sie treffen auf viele unbekannte Gesichter und Abläufe und verlieren rasch ihre Sicherheit. Die Folgen können fatal sein. Durch diese Komplikationen verlängern sich oft die Aufenthalte.

Zentrale Faktoren einer Demenzstation:
- Herausnahme des Tempos, „Entschleunigung"
- Gut geschultes Personal
- Übersichtliche Gestaltung der Station
- Gemeinsame Mahlzeiten
- Angebote zur Tagesstrukturierung
- Feste Bezugspersonen
- Möglichst wenige Veränderungen der Umgebung

In Deutschland haben sich verschiedene Krankenhäuser dieses Anliegens angenommen. Sie haben spezielle Stationen für Menschen mit Demenz eingerichtet. Dort können sie nach ihren Bedürfnissen versorgt werden.

Beispielhaft ist hier unter den gut 20 Stationen bundesweit das Modell der „Station Silvia" in Köln und Flensburg, die nach dem „Silviahemmet Konzept" arbeitet. Hier werden in einer angepassten Umgebung akut kranke Menschen mit der Zusatzdiagnose Demenz behandelt.

Die Patientenzimmer sind hell, freundlich, familiär und barrierefrei. Auf der Station finden sich zahlreiche farblich abgestimmte Orientierungshilfen. Neben den gemeinsamen Mahlzeiten gibt es Angebote zu Bewegung, Musik, Singen, Spielen und zum Lesezirkel.

Die „Behandler", ein Team aus Ärzten, Therapeuten, Pflegekräften und Alltagsbegleitern, kommen zu den Patienten. Die Angehörigen haben Gelegenheit, sich in einer offenen Angehörigensprechstunde, auch gemeinsam mit dem demenziell erkrankten Menschen, mit einem Teammitglied über die Situation des Erkrankten zu informieren.

Wenn es solche Angebote im nächsten Umfeld nicht gibt, sollten Angehörige den demenziell Erkrankten in den ersten Tagen im Krankenhaus eng begleiten.

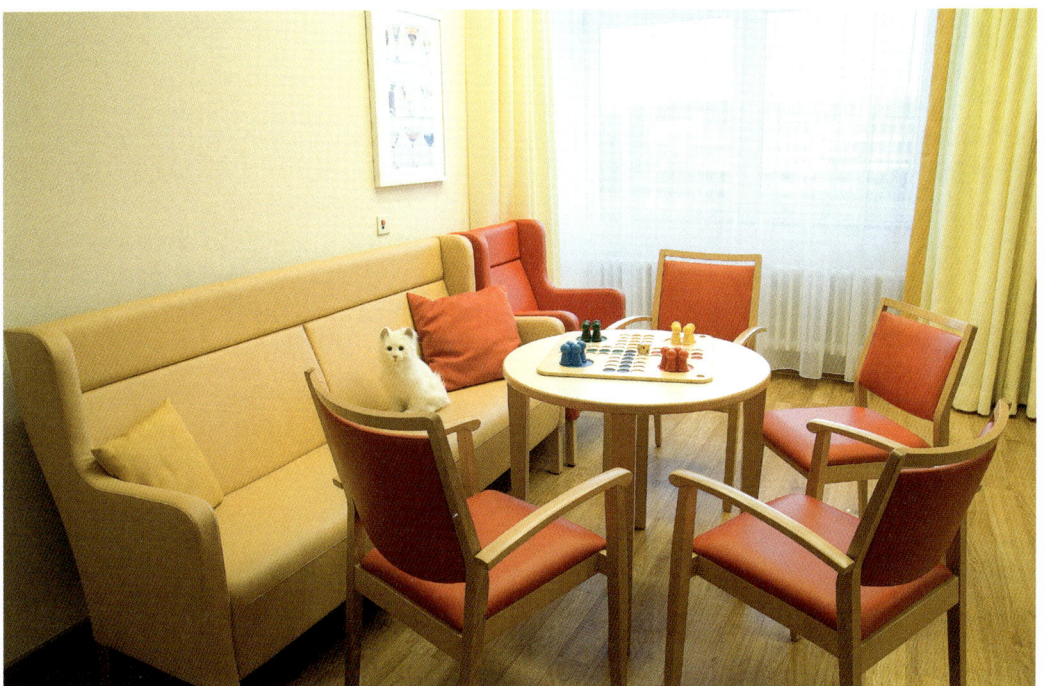

Station Silvia – Wohnbereich

Tipps

Begleitung ins Krankenhaus:
- Nehmen Sie die Dinge mit ins Krankenhaus, die ihr Angehöriger in der Umgebung seines Betts normalerweise vorfindet, wie Wecker, Buch oder Taschentuch.
- Wenn er ein besonderes Kissen hat, nehmen Sie auch das mit.
- Informieren Sie das Personal über seine Gewohnheiten, seine Fähigkeiten und seinen Unterstützungsbedarf.
- Bleiben Sie wenn möglich bei der stationären Aufnahme an seiner Seite und begleiten ihn auf die Station und zu Untersuchungen.
- Manchmal ist es hilfreich, am Aufnahmetag so lange bei dem Erkrankten zu bleiben, bis er in der neuen ungewohnten Umgebung eingeschlafen ist.
- Wenn es Ihre Zeit erlaubt, unterstützen Sie ihn bei den Mahlzeiten und gestalten seine Nachmittage in gewohnter Weise.

Altenhilfe in Anspruch nehmen

Nahezu jeder Mensch äußert den Wunsch, möglichst bis zuletzt in seiner gewohnten Umgebung zu bleiben. Doch das ist nicht immer möglich. Manchmal fehlen Angehörige oder Freunde, die sich kümmern könnten. Manchmal überfordert der Pflegebedarf die Angehörigen. Manchmal fehlen die räumlichen Voraussetzungen, um jemanden Daheim zu pflegen.

Einrichtungen der Altenhilfe, die unter kommunaler Trägerschaft stehen oder von privaten Anbietern und Organisationen der freien Wohlfahrt wie Malteser, DRK oder Johanniter getragen werden, sind heute fast an jedem Ort vertreten.

Bei der Entscheidung, welche Einrichtung es werden soll, empfiehlt es sich, die Einrichtung zu besichtigen und im Vorfeld eine „Fragenliste" vorzubereiten, um die Dinge, die wichtig sind, besprechen zu können.

Ob es eine Einrichtung wird, die näher zum ursprünglichen Wohnort liegt und für Freunde und Nachbarn besser zu erreichen ist oder eine Einrichtung in der Nähe von noch lebenden Familienangehörigen, muss von Fall zu Fall entschieden werden.

Selbsthilfegruppen aufsuchen

Eine Demenzerkrankung betrifft immer auch die Angehörigen. Sie verändert ihr Leben. Häufig sind die Folgen sehr schmerzhaft. Da kann ein Austausch mit Menschen, die in einer vergleichbaren Situation leben, nur helfen. Es ist das gegenseitige Lernen an den Erfahrungen der anderen, das Erleichterung bringt.

Neben den Angehörigengruppen gibt es zunehmend Gruppen für Menschen mit einer beginnenden Demenz. Sie möchten ihre Anliegen mit anderen Betroffenen thematisieren und Einfluss auf ihr eigenes Schicksal nehmen.

Informationen über diese Angebote finden Sie im Internet, in Tageszeitungen und bei den Pflegestützpunkten.

Lebensgemeinschaften

In den vergangenen Jahren sind zunehmend Wohngruppen für demenziell erkrankte Menschen entstanden. Häufig wurden sie von Angehörigen oder Leistungsanbietern gemeinsam mit Freiwilligen ins Leben gerufen.

Meist teilen sich acht bis zehn Bewohner ihr „Zuhause". In der Regel gibt es einen zentralen Gemeinschaftsraum mit Küche und für jeden ein eigenes Zimmer. Unterstützung erfahren die Bewohner durch Betreuungskräfte und einen ambulanten Pflegedienst.

Diese ambulant betreuten Wohngemeinschaften sind Orte geteilter Verantwortung. Sie folgen dem Prinzip „Selbstbestimmte Organisation von Betreuung und Pflegeleistung". Sie sind der Versuch, Normalität herzustellen. Manch einer fühlt sich an studentische WGs erinnert mit dem Unterschied, dass in diesen Wohngruppen der Bedarf an Pflege und Unterstützung im Verlauf des Krankheitsbilds zunehmen wird.

Wer demenziell erkrankte Angehörige in solch einer Wohngruppe unterbringen möchte, sollte sich im Vorfeld genau informieren. Man sollte vor allem klären, was geschieht, wenn die Phase der schweren Demenz eintritt, damit eine kontinuierliche Pflegesituation sichergestellt ist.

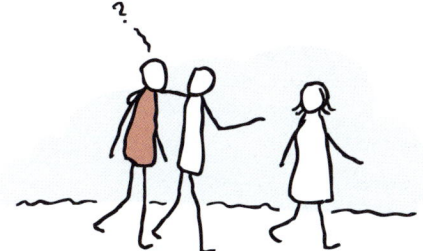

Service

Hilfesysteme

Eine Reihe technischer Entwicklungen sind mittlerweile auf dem Markt, die den demenziell Erkrankten in seinem Alltag unterstützen und ihm Sicherheit geben und gleichzeitig die Angehörigen entlasten sollen.

Das fängt bei Zeitschaltuhren für elektrische Geräte wie Bügeleisen an und geht über Temperaturbegrenzer und Herdsicherungssysteme, mit einer Notrufzentrale verbundenen Rauchmeldern, Telefon mit großen Tasten und Bild (Seniorenhandys), Handy oder Armbanduhr mit JPS bis hin zu Bewegungsmeldern, Alarmsystemen und elektronischen Türsicherungen. Fast täglich kommen neue Entwicklungen auf den Markt. Da fällt es schwer die Übersicht zu behalten.

Zu diesen Fragen beraten unter anderem die Deutsche Alzheimergesellschaft, der Demenz Support Stuttgart und die Malteser sowie die Pflegekassen und die örtlichen Pflegestützpunkte.

Literatur und Links

Zum Thema Demenz gibt es ein vielfältiges Angebot an Büchern. Hier eine Auswahl:

Sachbücher/Ratgeber für Interesssierte und Betroffene
- Basting, A. D.: Das Vergessen vergessen. Besser leben mit Demenz. Verlag Hans Huber 2012
- Bundesministerium für Gesundheit: Wenn das Gedächtnis nachlässt. Ratgeber: von der Diagnose bis zur Betreuung demenziell erkrankter Menschen.
- Deutsche Alzheimer Gesellschaft: Inkontinenz in der häuslichen Versorgung Demenzkranker, Praxisreihe der Dt. Alzheimer Gesellschaft Band 8
- Deutsche Alzheimer: Gesellschaft, Prävention, Therapie und Rehabilitation für Demenzkranke, Band 9
- Frohn, B., Staack, S.: Demenz: Leben mit dem Vergessen. Diagnose, Betreuung, Pflege – Ein Ratgeber für Angehörige und Betroffene. Mankau Verlag
- Hauser, U.: Wenn die Vergesslichkeit noch nicht vergessen ist – zur Situation Demenzkranker im frühen Stadium. Kuratorium Deutsche Altershilfe 2009
- Piechotta, G.: Das Vergessen erleben. Lebensgeschichten von Menschen mit einer demenziellen Erkrankung. Mabuse-Verlag
- Powell, J.: Hilfen zur Kommunikation bei Demenz. Kuratorium Deutsche Altershilfe

Bücher für Ärzte und medizinisches Personal

- Förstl, H. (Hrsg.): Demenzen in Theorie und Praxis. Springer Verlag
- Landendörfer, P., Gedächtnisstörungen – Diagnostik, Behandlung, Betreuung, Praxishilfen. Praktische Geriatrie. Kirchheim

Zur Situation von Menschen mit Demenz

- Deutscher Ethikrat: Demenz – Ende der Selbstbestimmung? Tagungsdokumentation

Belletristik/Erfahrungsberichte

- Braam, Stella: „Ich habe Alzheimer". Wie die Krankheit sich anfühlt. Beltz-Verlag
- Demenz Support Stuttgart (Hrsg.): „Ich spreche für mich selbst" Menschen mit Demenz melden sich zu Wort. Mabuse-Verlag
- Geiger, A.: Der alte König in seinem Exil. Deutscher Taschenbuch Verlag
- Genova, L.: Mein Leben ohne gestern. (verfilmt unter dem Originaltitel „Still Alice"), Bastei Lübbe
- Hummel, K.: Gute Nacht, Liebster. Demenz. Ein berührender Bericht über Liebe und Vergessen. Bastei Lübbe
- Klare, J.: Als meine Mutter ihre Küche nicht mehr fand – Vom Wert des Lebens mit Demenz. Suhrkamp
- Sieveking, D.: Vergiss mein nicht. Herder Verlag
- Snyder, L.: Wie sich Alzheimer anfühlt. Verlag Hans Huber

- Suter, M.: Small World. Diogenes
- Taylor, R.: Alzheimer und Ich. „Leben mit Dr. Alzheimer im Kopf". Verlag Hans Huber

Interessante und hilfreiche Links

Informationen sowie (Entlastungs-)Angebote für den häuslichen wie stationären Bereich:
www.malteser-demenzkompetenz.de
www.malteser-blog.de/kompetenz-in-demenz

Informationen rund um die Demenz:
www.alzheimer-forschung.de
www.deutsche-alzheimer.de
www.bmg.bund.de/themen/pflege/demenz.html
www.wegweiser-demenz.de/startseite.html
www.aktion-demenz.de
www.demenz-support.de/home

Leitlinien zur Versorgung von Menschen mit einer Demenz:
www.patientenleitlinien.de/Patientenleitlinie-Demenz.pdf
www.demenz-leitlinie.de

Vorlesebücher und weiter Angebote:
www.kda.de/kdaShop/begleitung-von-menschen-mit-demenz/1.html

Informationen zum Pflegegesetz
www.bmg.bund.de

Stichwortverzeichnis

Impressum

Bibliografische Information
der Deutschen Nationalbibliothek

Die Deutsche Nationalbibliothek verzeichnet diese Publikation
in der Deutschen Nationalbibliografie; detaillierte bibliografische Daten sind im Internet
über http://dnb.d-nb.de abrufbar.

Programmplanung: Sibylle Duelli

Redaktion: Dr. Ursula Sottong, Hubert Schulze-Hobeling
Bildredaktion: Hubert Schulze-Hobeling, Alexander von
Lengerke

Umschlaggestaltung: Alexander von Lengerke, Köln
Layout: Alexander von Lengerke, Köln

Bildnachweis:
Umschlagzeichnung: Alexander von Lengerke
Fotos im Innenteil: Fotolia/ © vectorus: S. 21; Fotolia/ © ttsz:
S. 22; Anne Theresa Hesse: S. 75 li. oben, S. 81 unten, S. 109, S.
113; Stephan Kube: S. 8, S. 18, S. 20, S. 52, S. 59, S. 72 li. u. re.
oben, S. 72 re. unten, S. 73, S. 74, S. 75 re. oben, li. u. re. unten, S. 76 re. oben, S. 76 unten, S. 77 li. oben, S. 81 oben, S. 82,
S. 83 oben, S. 89, S. 90, S. 102, S. 104, S. 107, S. 116; Alexander
von Lengerke: S. 110, S. 118; Frank Lütke: S. 10, S. 54, S. 57, S.
64, S. 95, S. 97, .S. 106, S. 120; Optimahl-Vital: S. 83 li. u. re.
unten; Klaus Schiebel. S. 77 re. oben, S. 92, S. 123; Thinkstock:
S. 72 li. unten, S. 76 re. oben

Zeichnungen: Alexander von Lengerke, Köln

1. Auflage

© 2015 TRIAS Verlag in MVS Medizinverlage Stuttgart
GmbH & Co. KG
Oswald-Hesse-Straße 50, 70469 Stuttgart

Printed in Germany

Repro: Repro Ludwig Prepress & Multimedia GmbH,
Zell am See (Österreich)
Satz: Alexander von Lengerke, Köln
gesetzt in (Satzsystem): Adobe InDesign CC
Druck: AZ Druck und Datentechnik GmbH, Kempten

Gedruckt auf chlorfrei gebleichtem Papier

ISBN 978-3-8304-6917-9   1 2 3 4 5 6

Auch erhältlich als E-Book:
eISBN (PDF) 978-3-8304-6918-6
eISBN (ePub) 978-3-8304-6919-3

WICHTIGER HINWEIS

SERVICE

Liebe Leserin, lieber Leser,
hat Ihnen dieses Buch weitergeholfen? Für Anregungen, Kritik,
aber auch für Lob sind wir offen. So können wir in Zukunft noch
besser auf Ihre Wünsche eingehen. Schreiben Sie uns, denn
Ihre Meinung zählt!

Ihr TRIAS Verlag
E-Mail Leserservice: kundenservice@trias-verlag.de
Lektorat TRIAS Verlag, Postfach 30 05 04, 70445 Stuttgart,
Fax: 0711 - 8931 - 748